全国高等学校"十三五"医学规划教材配套用书
（供临床、基础、预防、护理、口腔、检验、药学等专业用）

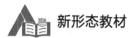 新形态教材

医学统计学实习指导

Yixue Tongjixue Shixi Zhidao

第 4 版

主　编　赵　星　张菊英

副主编　张　涛　魏永越　张　韬

编　委（按姓氏笔画排列）

王　彤	山西医科大学	王　静	安徽医科大学
尹　平	华中科技大学	石武祥	桂林医学院
伍亚舟	陆军军医大学	刘　祥	四川大学
刘启贵	大连医科大学	宇传华	武汉大学
李晓松	四川大学	杨兴华	首都医科大学
杨敬源	贵州医科大学	吴思英	福建医科大学
张　涛	山东大学	张　韬	四川大学
张秋菊	哈尔滨医科大学	张俊辉	西南医科大学
张菊英	四川大学	陈卫中	成都医学院
尚　磊	空军军医大学	宛小燕	四川大学
孟　琼	昆明医科大学	赵　星	四川大学
郝元涛	中山大学	胡国清	中南大学
郜艳晖	广东药科大学	施红英	温州医科大学
夏结来	空军军医大学	党少农	西安交通大学
高　霞	河北医科大学	郭海强	中国医科大学
曹明芹	新疆医科大学	彭　斌	重庆医科大学
魏永越	南京医科大学		

学术秘书

郭　冰　谢晓芬

U0343241

高等教育出版社·北京

内容简介

本书是四川大学李晓松教授主编《医学统计学（第4版）》配套的教学参考书，内容涵盖《医学统计学（第4版）》的体系结构和知识精要。习题的选择重点体现医学统计学的实际应用，注重对学生开展医学科学研究、进行研究设计、运用统计方法分析资料、应用统计软件实现数据管理和分析、正确解释和表达统计分析结果的综合能力培养。为有助于学生参加国家执业医师资格考试，本书的选择题与国家执业医师资格考试的题型一致，且题量较为充足。

本书适用于临床、基础、预防、护理、口腔、检验、药学等专业的本科生，也可供研究生、临床医生及相关科研工作者参考使用。

图书在版编目（CIP）数据

医学统计学实习指导 / 赵星，张菊英主编 . -- 4版 . -- 北京：高等教育出版社，2020.9（2024.11重印）

供临床、基础、预防、护理、口腔、检验、药学等专业用

ISBN 978-7-04-054938-6

Ⅰ. ①医… Ⅱ. ①赵… ②张… Ⅲ. ①医学统计 - 实习 - 高等学校 - 教学参考资料 Ⅳ. ① R195.1-45

中国版本图书馆 CIP 数据核字（2020）第 152200 号

策划编辑　杨　兵　董　梁　　责任编辑　杨　兵　　封面设计　张　楠
责任印制　赵　佳

出版发行	高等教育出版社	网　　址	http://www.hep.edu.cn
社　　址	北京市西城区德外大街4号		http://www.hep.com.cn
邮政编码	100120	网上订购	http://www.hepmall.com.cn
印　　刷	北京中科印刷有限公司		http://www.hepmall.com
开　　本	787mm×960mm　1/16		http://www.hepmall.cn
印　　张	8	版　　次	2004年7月第1版
字　　数	195千字		2020年9月第4版
购书热线	010-58581118	印　　次	2024年11月第5次印刷
咨询电话	400-810-0598	定　　价	20.80元

本书如有缺页、倒页、脱页等质量问题，请到所购图书销售部门联系调换
版权所有　侵权必究
物料号　54938-00

数字课程（基础版）

医学统计学
实习指导

（第4版）

主编　赵　星　张菊英

Abook

医学统计学实习指导（第4版）

"十二五"普通高等教育本科国家级规划教材配套用书　　新形态教材

医学统计学实习指导
第4版

主编　赵星　张菊英

医学统计学实习指导（第4版）数字课程与纸质教材一体化设计，紧密配合。数字课程涵盖了数据集等资源。充分运用多种形式媒体资源，极大地丰富了知识的呈现形式，拓展了教材内容。在提升课程教学效果同时，为学生学习提供思维与探索的空间。

用户名：　　　　　密码：　　　　　验证码：　　　　　 忘记密码？　登录　注册

http://abook.hep.com.cn/54938

扫描二维码，下载Abook应用

前　　言

　　《医学统计学实习指导(第4版)》是《医学统计学(第4版)》的配套用书。本书在第3版教材基础上进行修订,坚持传承与创新的编写原则。第4版教材力图形成定位明确、内容优化、重点突出、循序渐进、便于自学的编写特色与风格。注重对学生正确开展医学科学研究、进行研究设计、运用统计方法分析资料、运用统计软件实现数据管理和分析、正确解释和表达统计分析结果的综合能力培养。

　　本书内容涵盖了国家执业医师资格考试的全部知识点,包括统计设计和基本的统计分析方法。另配有数字课程,内容包括本书所涉及的全部数据。本书提供了《医学统计学(第4版)》教材各章的最佳选择题、思考题和案例辨析题的释疑或参考答案,综合分析题的 SPSS 和 R 软件实现、结果解释及其表达。在本书编写过程中,得到了四川大学教务处、华西公共卫生学院领导和同仁的关心与支持,在此一并致以衷心的感谢。本书的编写虽经全体编委和参编人员的努力工作和反复修改,但限于编写人员水平,难免存在疏漏或不足,欢迎广大同仁与读者批评指正。

赵　星　张菊英

2020 年 4 月

目　　录

第一章 绪 论

【思考与练习】

一、最佳选择题

1. 调查 2012 年成都市居民高血压患病率,总体是
   A. 所有高血压患者
   B. 所有成都市居民
   C. 2012 年所有成都市居民
   D. 2012 年成都市居民中的高血压患者
   E. 2012 年成都市居民中的非高血压患者

2. 若要通过样本作统计推断,样本应是
   A. 总体中任一部分
   B. 总体中典型的一部分
   C. 总体中有意义的一部分
   D. 总体中随机抽取的一部分
   E. 总体中信息明确的一部分

3. 下列属于定量变量的是
   A. 职业　　B. 性别　　C. 民族　　D. 血型　　E. 红细胞计数

4. 下列属于定性变量的是
   A. 职业　　B. 体重　　C. 血压　　D. 脉搏　　E. 肺活量

5. 测量某校 100 名男生的体重,测量结果经整理表达为:小于 50 kg 的 34 人,介于 50 kg 和 70 kg 间的 50 人,大于 70 kg 的 16 人,这时,体重转化为
   A. 连续变量　　B. 离散变量　　C. 分类变量　　D. 定量变量　　E. 等级变量

二、思考题

1. 举例说明总体和样本的概念。
2. 举例说明参数和统计量的概念。
3. 简述变量包含哪几种类型。
4. 简述小概率事件原理。

【习题解析】

一、最佳选择题

1. C　　2. D　　3. E　　4. A　　5. C

二、思考题

1. 总体是所有同质观察单位某种观测值(即变量值)的全体,例如调查某地 2012 年正常成年男子的红细胞计数,则观察对象是该地 2012 年的正常成年男子,观察单位是每个人,观测值是

对每个人测得的红细胞计数，该地 2012 年全部正常成年男子的红细胞计数就构成一个总体。样本是总体中抽取部分观察单位的观测值的集合，如从该地 2012 年正常成年男子中随机抽取 300 人，分别测得其红细胞计数即组成样本。

2. 医学研究通常都想了解关于总体的某些数值特征，这些数值特征称为参数，如整个城市的高血压患病率；根据样本算得的某些数值特征称为统计量，如根据几百人的调查数据所算得的样本人群高血压患病率。后者是研究人员知道的，而前者是他们想知道的。显而易见，只有当样本能够代表总体时，根据样本统计量所估计的总体参数才是准确的。

3. 变量可分为定量变量和定性变量。定量变量有连续和离散之分。年龄就是一个连续变量，因为不同人的年龄差异在理论上可以任意地小，如 1 年、1 个月、1 天、1 小时等，它一般有度量衡单位。而家庭人口数就是一个离散变量，不同家庭的人口数可相差 0、1、2 等，在这些值之间不可能取其他值。定性变量的取值是定性的，往往表现为互不相容的类别或属性。根据其取值特征，定性变量又可以分为有序和无序分类的变量，所谓有序分类变量，是指其取值的各类别之间存在着程度上的差别，给人以"半定量"的感觉，因此也称为等级变量，如学历；无序变量又可分为二项分类变量和多项分类变量，前者取值为相互对立的两类，如性别；后者取值为互不相容的多个类别，如血型。

4. 当某事件发生的概率小于或等于 0.05 时，统计学习惯上称该事件为小概率事件，其含义是该事件发生的可能性很小，进而认为它在一次抽样中不可能发生，此即为小概率事件原理，它是进行统计推断的重要基础。

网上更多……

　　🅔 例题的数据与程序

第二章　医学研究的统计设计

【思考与练习】

一、最佳选择题

1. 以下抽样方法中属于非概率抽样的是
   - A. 单纯随机抽样
   - B. 系统抽样
   - C. 分层抽样
   - D. 整群抽样
   - E. 雪球抽样

2. 条件相同时,下列抽样方法中抽样误差最大的是
   - A. 单纯随机抽样
   - B. 系统抽样
   - C. 分层抽样
   - D. 整群抽样
   - E. 无法直接比较

3. 为了解新疆维吾尔自治区儿童的肥胖状况,分别从汉族、维吾尔族、回族等民族中随机抽取部分儿童进行调查,这种抽样方法属于
   - A. 单纯随机抽样
   - B. 分层抽样
   - C. 系统抽样
   - D. 整群抽样
   - E. 多阶段抽样

4. 研究某小学学生平均身高,在每个年级的 6 个班级中抽取学号为 5 的倍数的学生进行调查,此种抽样方式是
   - A. 分层随机抽样
   - B. 整群抽样
   - C. 系统抽样
   - D. 分层系统抽样
   - E. 单纯随机抽样

5. 下列有关普查的叙述,不正确的是
   - A. 普查是现况调查的一种
   - B. 普查可以只针对一种疾病进行,也可同时调查几种疾病
   - C. 由于纳入目标总体中全部观察对象,普查没有误差
   - D. 普查的疾病应有简单而准确的检测手段和方法
   - E. 确定普查观察单位非常简单

6. 下列关于观察性研究设计的叙述,正确的是
   - A. 明确研究目的是最核心的问题
   - B. 采用抽样调查还是普查是由该地区的经济水平决定的
   - C. 研究设计出现缺陷时,可以通过相应的统计分析方法弥补
   - D. 一旦制定了研究计划,在实际操作过程中就不可改变
   - E. 研究的质量控制主要在调查问卷设计阶段

7. 实验研究根本特点是
   - A. 进行了随机抽样
   - B. 进行了随机分配

C. 主动对研究对象施加干预措施   D. 在实验室工作

E. 设置了对照组

8. 在抗肿瘤药筛选试验中,将20只小鼠按窝别分成5个组,观察4种药物对小鼠肉瘤的抑瘤效果,该研究采用的是

A. 完全随机设计   B. 随机区组设计   C. 析因设计

D. 配对设计   E. 交叉设计

9. 在12只家兔背部一侧涂抹某待测化妆品,另一侧涂生理盐水作为对照,观察皮肤的反应。该研究采用的是

A. 空白对照   B. 安慰剂对照   C. 实验对照

D. 标准对照   E. 自身对照

10. 比较两种抗肿瘤药对于肺癌的疗效,若两组患者的肺癌型别构成不同,可造成

A. 沾染   B. 干扰   C. 混杂偏倚   D. 信息偏倚   E. 失访偏倚

11. 临床试验中,采用足够样本量的随机盲法对照试验,验证药物对目标适应证患者的治疗作用和安全性,评价利益与风险关系,按临床试验分期最终为药品注册申请的审查提供充分依据的是

A. Ⅰ期临床试验   B. Ⅱ期临床试验   C. Ⅲ期临床试验

D. Ⅳ期临床试验   E. 现场试验

12. 随着越来越多有效药物的出现,在疗效方面有突破的药物越来越少,因而在阳性对照试验中,许多情形是探索试验药物与标准药物相比疗效是否无差异,这种临床试验属于

A. 可比性试验   B. 优效性试验   C. 劣效性试验

D. 非劣效性试验   E. 等效性试验

13. 诊断试验特异度的定义是

A. 将实际患病的人判定为阳性的比例

B. 将实际无病的人判定为阴性的比例

C. 阳性者中实际患病的比例

D. 阴性者中实际无病的比例

E. 以上都不对

14. 在高血压的检出方案中,血压筛选水平甲方案定在收缩压 140 mmHg,乙方案定在收缩压 130 mmHg,这意味着

A. 甲方案的灵敏度比乙方案高   B. 甲方案的假阳性率比乙方案高

C. 甲方案的假阴性率比乙方案低   D. 甲方案的阳性预测值比乙方案高

E. 甲方案的特异度比乙方案低

15. 为评价诊断试验方法的可靠性,下列统计量中较合理的是

A. 灵敏度

B. 特异度

C. 检测结果为定量变量,常采用组内相关系数

D. 检测结果为定量变量,常采用 kappa 系数

E. Youden 指数

二、思考题

1. 简述观察性研究设计的基本步骤和内容。
2. 简述常用的四种概率抽样方法及其优缺点。
3. 简述实验研究设计的基本原则。
4. 简述诊断试验常用的有效性评价指标。
5. 简述灵敏度、特异度、患病率与预测值的关系。

三、案例辨析题

某医师欲研究某新药治疗烫伤的疗效,用磺胺嘧啶银作为对照。将Ⅱ度烫伤患者分入实验组,将Ⅲ度烫伤患者分入对照组,分别用药治疗后进行观察。

(1) 该研究设计存在什么问题?
(2) 应该如何正确设计?

四、综合分析题

1. 为研究金属镉中毒对大鼠肝中锌含量的影响,随机选取 14 只大鼠,按体重配成 7 对,将每个对子中的 2 只大鼠随机分配到实验组和对照组,实验组每日经饮水染毒,对照组正常饮水。1 个月后,测量大鼠肝中锌含量。

(1) 该研究属于何种设计类型?
(2) 请帮该研究者实现 14 只大鼠的随机分组。

2. 某研究欲了解褪黑素对糖尿病模型大鼠体内血管紧张素的影响,将 16 只糖尿病模型大鼠按窝别分成 4 组,每组 4 只,每个窝别中的大鼠采用 4 种不同浓度的褪黑素。

(1) 该研究属于何种设计类型?
(2) 请帮该研究者实现 16 只大鼠的随机分组。

3. 某妇幼保健机构拟评价宫颈液基细胞学(TCT)筛查宫颈上皮内瘤变的效果,对 600 例经宫颈组织病理学检查(金标准)确诊的妇科门诊病例用 TCT 进行检查,检查结果见表 2 – 1。请根据上述资料评价 TCT 的有效性。

表 2 – 1 TCT 诊断宫颈上皮内瘤变检测结果

TCT	宫颈组织病理学检查		合计
	阳性	阴性	
阳性	75	245	320
阴性	25	255	280
合计	100	500	600

【习题解析】

一、最佳选择题

1. E   2. D   3. B   4. C   5. C   6. A   7. C   8. B   9. E   10. C
11. C   12. D   13. B   14. D   15. C

二、思考题

1. 观察性研究设计的基本步骤和内容包括：①建立研究假设，明确研究目的；②选定研究方法，确定设计类型；③明确研究总体，确定研究对象；④确定研究变量，明确测量方法；⑤明确数据管理及统计分析方法；⑥形成实施办法，控制研究质量；⑦时间进度安排与经费预算。

2. 单纯随机抽样又称简单随机抽样，是按等概率原则直接从含有 N 个观察单位的总体中抽取 n 个观察单位组成样本。可采用随机数字表或利用计算机产生伪随机数完成抽样。单纯随机抽样是最基本的抽样方法，也是其他抽样方法的基础。其优点是均数（或率）及标准误的计算简便；缺点是当总体观察单位数和/或样本例数较多时，抽样过程较为烦琐；而且对于空间较大的总体，容易产生过于分散的样本，不利于组织实施。

系统抽样又称机械抽样或等距抽样，即先将总体的观察单位按某一顺序号分成 n 个部分，再从第一部分随机抽取第 k 号观察单位，依次用相等间隔，从每一部分各抽取一个观察单位组成样本。系统抽样的优点是：①易于理解，简便易行；②容易得到一个按比例抽样的样本；③若样本的观察单位在总体中分布均匀，其抽样误差一般小于单纯随机抽样。系统抽样的缺点是：①当总体中观察单位按顺序有周期趋势或单调增（或减）趋势时，系统抽样将产生明显的偏倚；②实际工作中一般按单纯随机抽样方法估计抽样误差，因此这样计算得到的抽样误差一般偏大。

分层抽样是先按对主要研究指标影响较大的某种特征，将总体分为若干个亚总体，称为层，再从每一层内随机抽取一定数量的观察单位组成样本。分层时应使样本中各层的比例接近总体的比例，以增强样本对总体的代表性。分层抽样的优点是：①减少抽样误差。分层后增加了层内的同质性，因而观察值的变异度减小，各层的抽样误差减小，在样本量相等的情况下，其标准误一般均小于单纯随机抽样、系统抽样和整群抽样的标准误。②便于根据不同层的特点采用不同的抽样方法，有利于调查的组织实施。③可针对不同层进行独立分析。

整群抽样是先将总体按照某种与主要研究指标无关的特征划分为 K 个"群"，每个群包含若干观察单位，然后再随机抽取 k 个"群"，由抽中群的全部观察单位组成样本。整群抽样的抽样单位不是单个的个体，而是由个体形成的"群"。每个群内的观察单位数可以相等，也可以不等，但相差一般不应太大。整群抽样的优点是便于组织，节省经费，容易控制调查质量；缺点是当样本含量一定时，因为样本观察单位未能均匀地散布在总体中，其抽样误差一般大于单纯随机抽样的误差。

3. 实验研究设计必须遵循对照、随机化和重复三个基本原则。

对照原则：为了排除非研究因素对实验结果产生影响，在设置接受干预措施的实验组的同时设立对照组，以充分显现处理因素的效应。

随机化原则：随机化是指采用随机的方式，使每个受试对象有同等的机会被抽取，并分配到不同的处理组。随机化应贯穿于实验研究的全过程，在受试对象的抽样、分组，以及实验实施过程中均应遵循随机化原则，主要包括：随机抽样、随机分配和实验顺序随机三方面。

重复原则：重复是指在相同实验条件下进行多次实验或观察，以提高实验结果的可靠性。

4. 灵敏度是诊断试验将实际患病的人判定为阳性的比例，说明其发现患者的能力。特异度是诊断试验将实际无病的人判定为阴性的比例，说明其发现非患者的能力。假阴性率是诊断试验将实际患者错误判定为阴性的比例。假阳性率是诊断试验将实际无病的人判断为阳性的比例。阳性似然比为真阳性率（灵敏度）与假阳性率（误诊率）之比，反映诊断试验判断正确的程度,其值越大则该试验确诊疾病能力越强。阴性似然比是诊断试验中假阴性率(漏诊率)与真阴性率(特异度)的比值,反映诊断试验漏诊的程度,其值越小则该诊断试验排除疾病的价值越高。Youden 指数是诊断试验中灵敏度和特异度之和减去 1,表示诊断试验发现真正患者和非患者的总能力。

5. 一般而言,患病率对阴性预测值影响较小,对阳性预测值影响较大。在试验的灵敏度和特异度不变时,受检人群中所研究疾病的患病率越高,阳性预测值越高;反之,患病率越低,阳性预测值越低,而且患病率对阳性预测值的影响比特异度更大。在患病率不变的情况下,阳性预测值主要是随着试验特异度的提高而增高,阴性预测值则主要是随着试验灵敏度的提高而增高。

三、案例辨析题

(1) 研究设计违背了随机化原则,也没有进行样本量估计。Ⅲ度烫伤患者病情重于Ⅱ度烫伤患者,即实验组和对照组患者病情不均衡,组间不可比,实验结果不可信。

(2) 正确做法:本研究采用的是阳性对照,可以是优效设计,也可以是非劣效设计(如采用非劣效设计需事先确定好临床非劣效界值)。应明确主要疗效指标及设计类型,估计样本量。根据事先制定的诊断、入选及排除标准(通常称为"三标准"),在知情同意的情况下入选受试者。按烫伤程度(Ⅱ度、Ⅲ度)进行分层,采用分层区组随机化方法,将入组受试者随机分为实验组及对照组。两组除了治疗药物不同外,其他条件尽可能相同,并最好采用盲法进行治疗或观察,根据统计分析结果及结合专业再下结论。

四、综合分析题

1. 解:

(1) 该研究属于配对设计。

(2) 先将 7 对大鼠按体重从小到大的顺序编号,再从随机数字表中任一行或列,如 11 行最左端开始横向连续取 14 个两位数字。事先规定,每一对中,随机数较小者序号为 1,对应于 A 组,随机数较大者序号为 2,对应于 B 组。分配结果见表 2 - 2。

表 2 - 2　配对设计的 14 只大鼠随机分组的结果

对子编号	1		2		3		4		5		6		7	
个体编号	1.1	1.2	2.1	2.2	3.1	3.2	4.1	4.2	5.1	5.2	6.1	6.2	7.1	7.2
随机数	57	35	27	33	72	24	53	63	94	09	41	10	76	47
序号	2	1	1	2	2	1	1	2	2	1	2	1	2	1
组别	B	A	A	B	B	A	A	B	B	A	B	A	B	A

2. 解:

(1) 该研究属于随机区组设计。

(2) 先将 16 只家兔按窝别和体重编号。再从随机数字表中任一行,如第 6 行最左端开始横向连续取 16 个两位数字。再将每一区组内的四个随机数字由小到大排序。事先规定,序号 1、2、3、4 分别对应于 A、B、C、D 四个不同褪黑素浓度的处理组。由表 2 - 3 可知,对于区组 1,编号为 1.1、1.2、1.3、1.4 号的大鼠分别对应于 D、A、B、C 四个处理组,其余依此类推。

表 2 - 3　随机区组设计的 16 只大鼠随机分组的结果

区组编号		1				2				3				4		
动物编号	1.1	1.2	1.3	1.4	2.1	2.2	2.3	2.4	3.1	3.2	3.3	3.4	4.1	4.2	4.3	4.4
随机数	93	22	53	64	39	07	10	63	76	35	87	03	04	79	88	08
序号	4	1	2	3	3	1	2	4	4	2	3	1	1	3	4	2
组别	D	A	B	C	C	A	B	D	D	B	C	A	A	C	D	B

3. 解:由表 2 - 1 得:

灵敏度 $= 75 \div 100 \times 100\% = 75.0\%$

假阴性率 $= 1 - 75.0\% = 25.0\%$

特异度 $= 255 \div 500 \times 100\% = 51.0\%$

假阳性率 $= 1 - 51.0\% = 49.0\%$

Youden 指数 $= (75.0\% + 51.0\%) - 1 = 26.0\%$

阳性似然比 $= 75.0\% \div 49.0\% = 1.53$

阴性似然比 $= 25.0\% \div 51.0\% = 0.49$

网上更多……

　　🅔 例题的数据与程序

第三章　定量资料的统计描述

【思考与练习】

一、最佳选择题

1. 频数分布的两个重要特征是
   A. 总体与样本　　　　　　　　　B. 集中趋势与离散程度
   C. 统计量与参数　　　　　　　　D. 标准差与标准误
   E. 样本均数与总体均数

2. 关于频数分布表的说法正确的是
   A. 不是连续性的资料没有办法编制频数表
   B. 每一个组段必须组距相等
   C. 从频数表中可以初步看出资料的频数分布类型
   D. 组数越多越易显示出频数分布的规律性
   E. 频数表中的每一个组段不一定是半开半闭的区间,可任意指定

3. 描述一组正态分布资料的平均水平,宜选用的指标是
   A. 变异系数　　B. 方差　　　　C. 几何均数　　D. 标准差　　E. 均数

4. 当数据的分布类型无法确定时,描述集中趋势宜选用的指标是
   A. 均数　　　　　B. 中位数　　　C. 几何均数　　D. 标准差　　E. 极差

5. 反映一组血清抗体资料的平均水平,常选用的指标是
   A. 均数　　　　　B. 中位数　　　C. 几何均数　　D. 变异系数　　E. 极差

6. 以下资料类型中,最适宜用均数与标准差进行统计描述的是
   A. 正偏态分布　　　　　　B. 负偏态分布　　　　　　C. 对称分布
   D. 正态分布　　　　　　　E. 任意分布

7. 当资料两端含有不确定值时,描述其变异程度宜采用
   A. 极差　　　　B. 变异系数　　C. 方差　　　　D. 标准差　　　E. 四分位数间距

8. 下列哪项描述不是正态分布的特征
   A. 曲线位于横轴上方均数处最高　　　　B. 以 0 为中心,左右对称
   C. 均数是其位置参数　　　　　　　　　D. 标准差是其形态参数
   E. 正态分布曲线下面积有一定分布规律

9. 正态分布曲线下 $(\mu - 2.58\sigma, \mu + 2.58\sigma)$ 范围内的面积(%)为
   A. 95　　　　　B. 90　　　　　C. 97.5　　　　D. 99　　　　　E. 99.5

10. 某地拟制定正常学龄前儿童血铅值99%参考值范围,若正常学龄前儿童血铅含量近似

服从对数正态分布,宜采用

A. $\overline{X} \pm 2.58S$　　　　　B. $\lg^{-1}(\overline{X}_{\lg X} \pm 2.58S_{\lg X})$　　　　　C. $\overline{X} \pm 1.96S$

D. $\lg^{-1}(\overline{X}_{\lg X} \pm 2.32S_{\lg X})$　　　　E. $\overline{X} \pm 2.32S$

二、案例辨析题

1. 某市抽样测定了 150 名健康成年男性的血清三酰甘油(TG)的含量(mmol/L),资料如下,据此资料计算集中趋势指标和离散程度指标。

0.23	0.84	1.16	1.39	1.64	1.76	1.89	2.04	2.18	2.28
0.34	0.85	1.24	1.39	1.68	1.78	1.91	2.05	2.21	2.29
0.49	0.86	1.25	1.41	1.70	1.79	1.91	2.06	2.21	2.30
0.57	0.87	1.30	1.41	1.71	1.81	1.91	2.06	2.21	2.30
0.62	0.91	1.30	1.43	1.71	1.82	1.92	2.06	2.22	2.32
0.62	0.95	1.33	1.44	1.71	1.83	1.93	2.10	2.24	2.33
0.65	0.96	1.33	1.47	1.72	1.83	1.94	2.10	2.24	2.35
0.67	0.99	1.34	1.53	1.73	1.83	1.96	2.10	2.25	2.36
0.68	1.04	1.35	1.56	1.74	1.84	1.97	2.12	2.25	2.36
0.71	1.08	1.35	1.58	1.74	1.84	1.98	2.14	2.25	2.37
0.71	1.08	1.36	1.58	1.74	1.86	2.00	2.15	2.25	2.38
0.72	1.09	1.36	1.58	1.75	1.87	2.01	2.15	2.26	2.39
0.78	1.14	1.37	1.60	1.75	1.87	2.01	2.15	2.27	2.39
0.80	1.15	1.39	1.60	1.75	1.88	2.02	2.16	2.27	2.40
0.80	1.16	1.39	1.61	1.75	1.89	2.03	2.17	2.28	2.41

计算结果为:集中趋势指标　　　$\overline{X} = 1.6660$(mmol/L)

离散程度指标　　　$S = 0.5343$(mmol/L)

以上分析是否恰当? 为什么?

2. 为估计某地 0~6 岁儿童血铅水平的 95% 参考值范围,测定了该地 70 位正常 0~6 岁儿童的血铅值,经检验,数据满足正态分布,均数为 0.33 μmol/L,标准差为 0.15 μmol/L。

因为数据服从正态分布,对于服从正态分布的变量用正态分布法制定参考值范围。于是估计该地 0~6 岁儿童血铅水平的 95% 参考值范围为:

$$(\overline{X} - 1.96S, \overline{X} + 1.96S) = (0.036, 0.624)\ \mu mol/L$$

以上分析是否恰当? 为什么?

三、综合分析题

1. 测定了 176 名燃煤型砷中毒患者的尿总砷含量(μg/L),资料如下:

0.0169	0.0262	0.3433	0.0505	0.2266	0.1690	0.0165	0.0356	0.0968	0.1628
0.0904	0.1059	0.0582	0.0211	0.0867	0.0318	0.0256	0.0267	0.1592	0.1364

0.058 3　0.027 5　0.228 5　0.024 6　0.050 8　0.107 6　0.019 5　0.040 0　0.064 6　0.110 9

0.021 2　0.016 4　0.140 1　0.064 6　0.013 9　0.037 7　0.016 1　0.012 1　0.061 7　0.268 6

0.053 2　0.072 4　0.128 0　0.014 3　0.098 0　0.567 8　0.022 8　0.127 9　0.087 2　0.067 5

0.036 1　0.068 0　0.059 1　0.082 1　0.141 8　0.105 1　0.066 2　0.103 3　0.118 8　0.088 7

0.010 2　0.015 4　0.177 5　0.022 3　0.031 9　0.098 6　0.101 9　0.041 9　0.067 8　0.034 7

0.075 3　0.053 2　0.015 1　0.021 9　0.113 9　0.112 4　0.052 4　0.029 0　0.037 6　0.151 0

0.125 0　0.033 9　0.054 9　0.097 4　0.075 3　0.290 2　0.022 2　0.020 4　0.132 5　0.046 2

0.304 7　0.046 4　0.148 6　0.027 1　0.395 3　0.028 8　0.152 0　0.055 9　0.124 4　0.126 4

0.057 6　0.011 2　0.022 2　0.408 5　0.112 8　0.046 3　0.124 0　0.022 6　0.080 9　0.037 1

0.018 3　0.143 0　0.055 9　0.035 3　0.133 3　0.238 3　0.092 9　0.020 9　0.274 8　0.018 9

0.454 2　0.078 2　0.074 1　0.146 0　0.131 7　0.045 6　0.049 9　0.031 7　0.086 3　0.050 5

0.269 1　0.357 0　0.022 7　0.039 2　0.040 6　0.059 6　0.026 0　0.090 6　0.151 6　0.069 5

0.072 3　0.038 9　0.081 0　0.232 6　0.031 1　0.017 4　0.086 8　0.051 6　0.097 0　0.221 8

0.037 2　0.012 6　0.067 8　0.213 3　0.526 5　0.438 5　0.035 7　0.370 6　0.062 1　0.042 5

0.233 0　0.094 7　0.159 1　0.063 6　0.184 5　0.044 5　0.043 0　0.023 6　0.042 9　0.047 0

0.013 4　0.580 5　0.060 0　0.038 7　0.039 2　0.074 7

（1）绘制频数分布图,简述分布类型和分布特征。

（2）计算适当的集中趋势指标。

2. 抽样调查某市 45~55 岁健康男性居民的血脂水平,184 名 45~55 岁健康男性居民的血清总胆固醇(TC)的 $\bar{X} = 4.84$ mmol/L, $S = 0.96$ mmol/L。已知健康人的血清总胆固醇服从正态分布。

（1）估计该市 45~55 岁健康男性居民的血清总胆固醇的 95% 参考值范围。

（2）估计该市 45~55 岁健康男性居民中,血清总胆固醇在 3.25~5.25 mmol/L 范围内的比例。

（3）估计该市 45~55 岁健康男性居民中,血清总胆固醇低于 3.80 mmol/L 所占的比例。

3. 某地区 120 名 30~35 岁健康女性右足跟骨的硬度指数(stiffness index,SI)如下,求该地区 30~35 岁女性跟骨的 SI 的 95% 参考值范围。

　53.18　135.01　133.48　 86.52　118.50　111.86　121.35　120.58　126.71　114.96

111.49　116.48　 68.65　121.48　 92.03　120.89　 95.25　131.68　105.51　146.98

　76.25　142.37　121.95　119.57　138.15　131.35　135.85　140.05　 91.33　140.10

133.00　120.86　130.75　129.53　127.87　119.53　 93.59　123.37　143.21　119.77

115.52　 99.27　118.22　 78.66　119.80　128.79　106.49　143.34　134.00　 86.11

110.85　130.95　121.21　 84.25　 97.71　117.06　103.57　 94.64　128.83　133.61

112.19　134.86　139.31　114.58　111.88　111.56　 88.22　117.99　 88.13　135.91

83.63	137.34	141.59	121.80	111.29	134.02	117.33	125.57	131.32	129.98
109.31	115.58	139.48	70.72	91.82	105.25	125.62	126.08	97.97	68.33
57.93	61.50	114.63	113.71	139.74	126.20	114.85	131.94	53.06	121.47
126.90	101.23	108.19	83.64	133.19	96.79	89.63	94.40	102.61	141.53
117.87	100.36	137.39	143.67	137.96	98.25	119.57	88.92	145.06	110.66

【习题解析】

一、最佳选择题
1. B　　2. C　　3. E　　4. B　　5. C　　6. D　　7. E　　8. B　　9. D　　10. D

二、案例辨析题
1. 统计描述时,均采用均数、标准差对定量资料进行描述是一种常见的错误。正确的做法是根据资料分布类型和特点,计算相应的集中趋势指标和离散程度指标。本资料的血清三酰甘油的频数分布图如图 3 – 1:

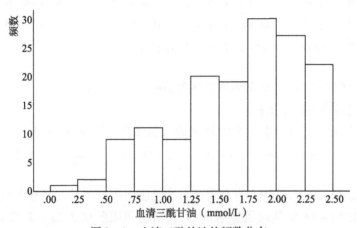

图 3 – 1　血清三酰甘油的频数分布

可见资料呈负偏态分布,不宜采用均数和标准差来描述其集中趋势和离散程度,而应计算中位数和四分位数间距,计算结果为:

集中趋势指标:

$$中位数 = (X_{\frac{150}{2}} + X_{\frac{150}{2}+1})/2 = (1.75 + 1.76)/2 = 1.755(\text{mmol/L})$$

离散程度指标:

$$四分位数间距 = P_{75} - P_{25} = 2.10 - 1.34 = 0.76(\text{mmol/L})$$

2. 不恰当。若某指标仅过高(如血铅、发汞)属异常,应采用单侧参考值范围制定上侧界值(上限),则在本案例中,95%参考值范围应为:

上限: $\overline{X} + 1.64S = 0.576\ \mu\text{mol/L}$

即估计该地 0 ~ 6 岁儿童血铅水平的 95% 参考值范围为 < 0.576 μmol/L。

三、综合分析题

1. 解：

（1）利用 SPSS 软件绘制频数分布图

SPSS 操作

数据录入：

打开 SPSS Data Editor 窗口，点击 Variable 标签，定义要输入的变量，x 表示尿总砷含量，再点击 Data View 标签，录入数据（图 3-2，图 3-3）。

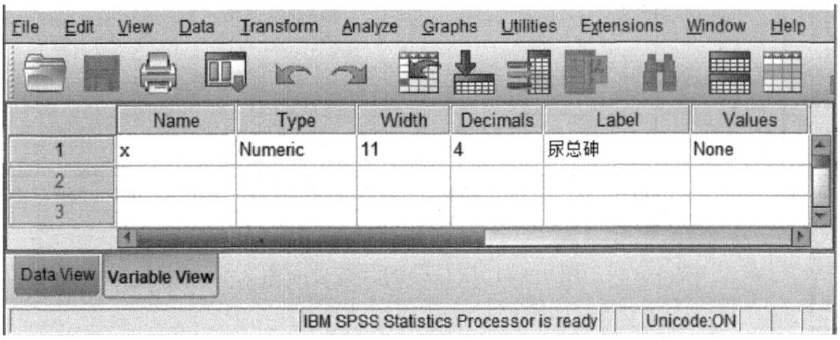

	Name	Type	Width	Decimals	Label	Values
1	x	Numeric	11	4	尿总砷	None
2						
3						

图 3-2　Variable View 窗口内定义要输入的变量

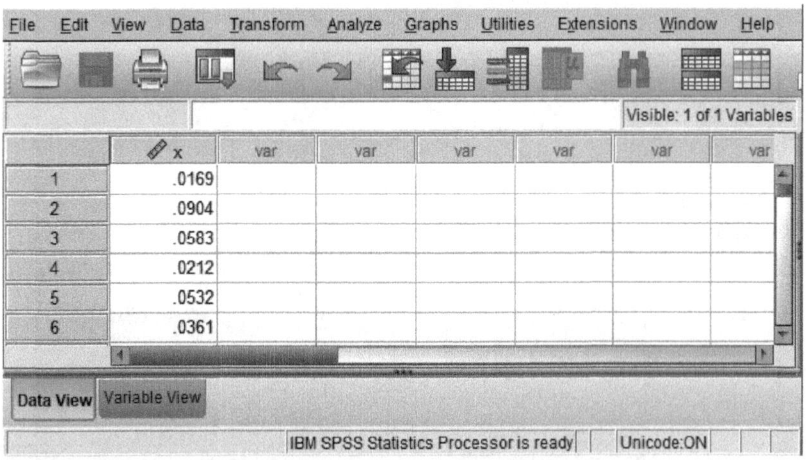

	x	var	var	var	var	var	var
1	.0169						
2	.0904						
3	.0583						
4	.0212						
5	.0532						
6	.0361						

图 3-3　Data View 窗口内录入数据

分析：

Graphs→Legacy Dialogs→Histogram

Variable：尿总砷[x]

OK

输出结果

由图 3-4 可见，该资料集中位置偏向左侧，为正偏态分布，考虑做对数变换（如图 3-5）。

分析：

Transform→Compute Variable

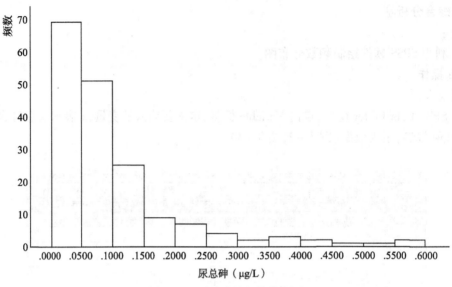

图 3 - 4　尿总砷的频数分布图

Target Variable：lgx

Numeric Expression→Functions and Special Variables：LG10［x］

OK

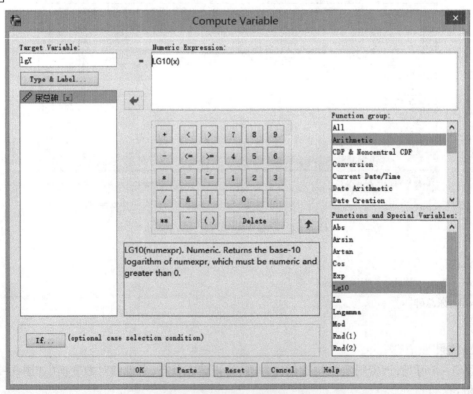

图 3 - 5　对数变换操作示意图

Graphs→Legacy Dialogs→Histogram

Variable：lgx

OK

输出结果

由图 3-6 可见，lgx 分布近似对称，可认为燃煤型砷中毒患者尿砷总量近似服从对数正态分布。

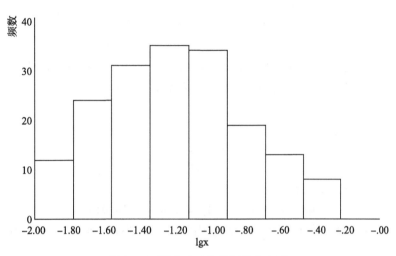

图 3-6　尿总砷对数的频数分布图

（2）燃煤型砷中毒患者尿总砷含量近似服从对数正态分布，故应计算几何均数。

Analyze→Descriptive Statistics→Descriptive

Variable(s)：lgx

OK

输出结果

Descriptive Statistics

	N	Minimum	Maximum	Mean	Std. Deviation
lgx	176	−1.99	−0.24	−1.183 1	0.396 85
Valid N (listwise)	176				

结果中的 Mean 表示尿总砷对数值的均数为 −1.183 1，求其反对数，得到几何均数 $G = 0.656$（μg/L）。

2. 解：

（1）已知健康人的血清 TC 服从正态分布，故采用正态分布法制定 95% 的参考值范围。

下限：$\overline{X} - 1.96S = 4.84 - 1.96 \times 0.96 = 2.96$（mmol/L）

上限：$\overline{X} + 1.96S = 4.84 + 1.96 \times 0.96 = 6.72$（mmol/L）

该市 45~55 岁健康男性居民的血清总胆固醇的 95% 参考范围为 2.96~6.72 mmol/L。

（2）45~55 岁健康男性居民的血清总胆固醇分布为正态分布，需作标准化变换后，查表确定正态分布曲线下面积。由于是大样本,可用样本均数和样本标准差作为总体均数和总体标准差的点估计值。

$$Z_1 = \frac{X_1 - \mu}{\sigma} = \frac{3.25 - 4.84}{0.96} = -1.66$$

$$Z_2 = \frac{X_2 - \mu}{\sigma} = \frac{5.25 - 4.84}{0.96} = 0.43$$

查标准正态分布曲线下面积表得:

$$\Phi(Z_1) = \Phi(-1.66) = 0.0485$$

$$\Phi(Z_2) = 1 - \Phi(-0.43) = 1 - 0.3336 = 0.6664$$

$$D = \Phi(Z_2) - \Phi(Z_1) = 0.6664 - 0.0485 = 0.6179 = 61.79\%$$

该市 45~55 岁健康男性居民中,血清总胆固醇在 3.25~5.25 mmol/L 范围内的比例为 61.79%。

(3) 做标准化变换:

$$Z = \frac{X - \mu}{\sigma} = \frac{3.80 - 4.84}{0.96} = -1.08$$

查标准正态分布曲线下面积表得:

$$\Phi(Z) = \Phi(-1.08) = 0.1401 = 14.01\%$$

该市 45~55 岁健康男性居民中,血清总胆固醇低于 3.80 mmol/L 所占的比例为 14.01%。

3. 解:

SPSS 操作

数据录入:

打开 SPSS Data Editor 窗口,点击 Variable View 标签,定义要输入的变量,SI 表示跟骨硬度指数,再点击 Data View 标签,录入数据(图 3 - 7,图 3 - 8)。

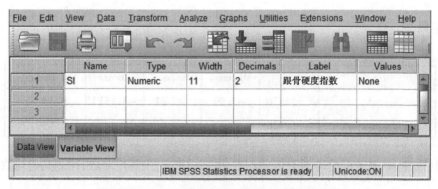

图 3 - 7　Variable View 窗口内定义要输入的变量

分析:

Graphs→Legacy Dialogs→Histogram

Variable:跟骨硬度指数[SI]

[OK]

输出结果

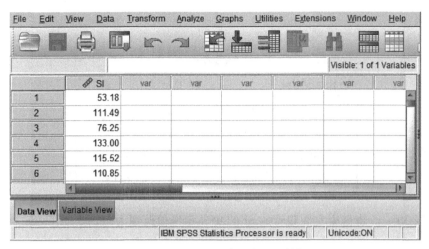

图 3 - 8　Data View 窗口内录入数据

由图 3 - 9 可见资料呈负偏态分布,因为跟骨硬度指数过高或过低均为异常,故应使用百分位数法,指定双侧 95% 参考值范围。

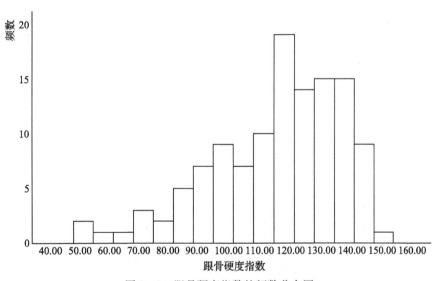

图 3 - 9　跟骨硬度指数的频数分布图

分析:

Analyze→Descriptive Statistics→Frequencies

Variable(s):跟骨硬度指数[SI]

Statistics : ☑ Percentile(s)

2.5→Add

97.5→Add

Continue

OK

输出结果

Statistics

跟骨硬度指数

N	Valid	120
	Missing	0
Percentiles	2.5	58.016 7
	97.5	143.661 8

即该地区 30~35 岁健康女性跟骨的 SI 的 95% 参考值范围为 58.02~143.66。

网上更多……

 例题的数据与程序

第四章　定性资料的统计描述

【思考与练习】

一、最佳选择题

1. 某地 2018 年肝炎发病人数占当年传染病发病人数的 12.1%,该指标为
   A. 率　　　　　B. 构成比　　　C. 发病率　　　D. 相对比　　　E. 时点患病率

2. 下列不属于相对比的指标是
   A. *RR*　　　　B. *OR*　　　　C. 死亡人数　　D. *CV*　　　　E. 性别比

3. 计算麻疹疫苗接种后血清检查的阳转率,其分子应为
   A. 麻疹患者数　　　　　　　　　　　B. 麻疹疫苗接种人数
   C. 麻疹疫苗接种后的阴性人数　　　　D. 麻疹疫苗接种后的阳转人数
   E. 麻疹易感人数

4. 下列指标属于绝对数的是
   A. 甲地的急性传染病人数为乙地的 1.14 倍
   B. 甲地某年急性传染病的发病率为 401/10 万
   C. 甲地占某市急性传染病的比重为 17.26%
   D. 甲地成年男子身高均数为 171.28 cm
   E. 甲地男女性别比为 105.23

5. 常用的相对数指标有
   A. 相对比、相对数、均数　　　　　　B. 率、构成比、相对比
   C. 标化率、相对比、相对数　　　　　D. 相对数、率、均数
   E. 构成比、标准差、标化率

6. 孕产妇死亡率的分母是
   A. 女性人口数　　　　　B. 人口总数　　　　　C. 年平均人口数
   D. 年活产总数　　　　　E. 孕产妇人数

7. 反映疾病在人群中现患水平的指标是
   A. 发病率　　　B. 治愈率　　　C. 生存率　　　D. 死亡率　　　E. 患病率

8. 反映疾病防治效果的指标有
   A. 患病率、有效、生存率　　　　　　B. 发病率、阴转率、患病率
   C. 治愈率、有效率、患病率　　　　　D. 治愈率、有效率、生存率
   E. 患病率、有效率、病死率

9. 反映某种疾病危害程度的指标有

　　A. 治愈率、有效率　　　　　　B. 病死率、死亡率　　　　　C. 治愈率、发病率

　　D. 死亡率、有效率　　　　　　E. 发病率、有效率

10. 在某一特定人群中,少年儿童人口系数下降可使

　　A. 粗死亡率上升　　　　　　B. 粗死亡率下降　　　　　C. 出生率上升

　　D. 出生率下降　　　　　　　E. 生育率下降

11. 反映人口年龄结构的指标是

　　A. 自然增长率　　　　　　　B. 性别比　　　　　　　　C. 死亡率

　　D. 总和生育率　　　　　　　E. 老年人口系数

12. 在死因统计分析中,死因顺位是按哪个指标由高到低排列位次的

　　A. 发病率　　　　　　　　　　　　　B. 死因百分构成比或死因别死亡率

　　C. 死因别病死率　　　　　　　　　　D. 患病率

　　E. 治愈率

13. 两个样本率为 50% 和 40%,其样本含量分别为 40 和 60,则合并率(或平均率)为

　　A. 50%　　　　B. 44%　　　　C. 45%　　　　D. 28%　　　　E. 无法计算

14. 某医院 2013—2018 年呼吸内科门诊人次数分别为 a_0、a_1、a_2、a_3、a_4 和 a_5,则该医院呼吸内科门诊人次数在此期间的平均增长速度是

　　A. $\dfrac{a_0 + a_1 + a_2 + a_3 + a_4 + a_5}{6}$　　　　B. $\sqrt[6]{a_0 \times a_1 \times a_2 \times a_3 \times a_4 \times a_5}$

　　C. $\sqrt[5]{\dfrac{a_5}{a_0}}$　　　　D. $\sqrt[5]{\dfrac{a_5}{a_0}} - 1$　　　　E. $\sqrt[6]{\dfrac{a_5}{a_0}}$

15. 经调查可知,甲、乙两地的恶性肿瘤粗死亡率均为 88.43/10 万,但经过年龄标准化后甲地恶性肿瘤的死亡率为 92.71/10 万,而乙地为 83.52/10 万,发生该现象最可能的原因是

　　A. 乙地的诊断技术水平更高

　　B. 甲地的恶性肿瘤防治工作做得比乙地更好

　　C. 乙地老年人口在总人口中所占比例高于甲地

　　D. 甲地老年人口在总人口中所占比例高于乙地

　　E. 乙地男性人口在总人口中所占比例高于甲地

16. 计算标准化率时,宜采用间接法的情况是

　　A. 已知被标化组的死亡总数与年龄别人口数

　　B. 已知被标化组的年龄别死亡率与年龄别人口数

　　C. 已知标准组年龄构成与死亡总数

　　D. 已知标准组的人口总数与年龄别人口数

　　E. 被标化组各年龄段人口基数较大

17. 对两个地区恶性肿瘤发病率进行年龄标准化率的比较时,应该考虑

　　A. 排除两地人口年龄构成不同的影响

　　B. 排除两地总人口数不同的影响

　　C. 排除各年龄组发病人数不同的影响

　　D. 排除抽样误差

E. 排除各年龄组实际发病率不同的影响

18. 标准化法的主要目的是
    A. 减少抽样误差
    B. 消除混杂因素对结果的影响
    C. 减少 Ⅰ 型错误
    D. 减少 Ⅱ 型错误
    E. 增加检验效能

19. 标化死亡率 SMR 是指
    A. 实际死亡数/预期死亡数
    B. 预期死亡数/实际死亡数
    C. 实际发病数/预期发病数
    D. 预期发病数/实际发病数
    E. 预期发病数/预期死亡数

20. 以下说法正确的是
    A. 标准组一般选择有代表性的、较稳定的、数量较大的人群
    B. 标准化率可用来反映实际水平
    C. 标准化法能消除因混杂因素对绝对数比较的影响
    D. 若已知年龄别死亡率,可采用间接法对死亡率的年龄构成进行标准化
    E. 当不知年龄别死亡率或年龄别死亡率不稳定时,宜用直接法对死亡率的年龄构成进行标准化

二、案例辨析题

1. 某医师根据住院病例资料分析慢性阻塞性肺疾病(COPD)与年龄的关系,如表4-1所示。60~79岁组构成比最高,故该年龄组最容易患 COPD。此分析正确吗?

表4-1 慢性阻塞性肺疾病患者的年龄构成

年龄组(岁)	患者人数	患者构成比(%)
0~	6	0.73
20~	16	1.96
40~	112	13.71
60~	560	68.54
80~	123	15.06
合计	817	100.00

2. 某研究就某市甲、乙两社区18岁及以上成年居民高血压患病情况进行调查,结果显示甲、乙社区的高血压患病率分别为11.08%和10.86%,故可认为乙社区的高血压患病率低于甲社区。此分析正确吗?

表4-2 甲、乙两社区高血压患病情况

年龄组(岁)	甲社区			乙社区		
	调查人数	患病人数	患病率(%)	调查人数	患病人数	患病率(%)
18~	400	30	7.50	600	51	8.50
40~	600	72	12.00	323	42	13.00
60~	300	42	14.00	200	29	14.50
合计	1 300	144	11.08	1 123	122	10.86

3. 某地 2013 年对中小学学生进行 HBsAg 检查,结果如表 4 – 3 所示,故认为该地中小学学生 HBsAg 阳性检出率为(0.67% + 3.57% + 4.13%)/3 = 2.79%。此结论正确吗?

表 4 – 3　2013 年某地中小学学生 HBsAg 检出率

学生	检查人数	阳性人数	阳性检出率(%)
小学	896	6	0.67
初中	1 400	50	3.57
高中	1 598	66	4.13

4. 根据某省有关部门发布的统计资料,目前甲市人口的粗死亡率为 8.1‰,而乙市人口的粗死亡率约为 9.8‰,因此认为甲市居民的总体健康水平要好于乙市。你认为这种观点正确吗?

三、综合分析题

1. 某地区某年消化系统疾病死亡资料见表 4 – 4,请根据资料计算各年龄组死亡人数构成比、死亡率和相对比。

表 4 – 4　某地区某年消化系统疾病死亡资料

年龄组 (岁)	平均 人口数	因病死亡 人数	死亡人数构 成比(%)	死亡率 (1/10 万)	相对比 (各年龄组死亡率/0 ~ 岁组死亡率)
0 ~	745 000	26			
30 ~	538 765	235			
40 ~	400 100	520			
50 ~	186 587	646			
60 ~	52 700	375			
合计	1 923 152	1 802			

2. 某市 2012 年平均人口数为 110 045 人,2012 年因各种疾病死亡人数为 1 125 人。该年心脏病患者总例数为 356 例,其中当年新发生的心脏病病例数为 154 例,该年因心脏病死亡人数为 48 人。请计算该市 2012 年粗死亡率,心脏病的发病率、患病率、病死率和死亡率。

3. 表 4 – 5 是我国第六次人口普查资料,就此资料请计算:①全人口性别比,②各年龄别性别比,③育龄期(15 ~ 49 岁)妇女占总人口的百分比,④抚养比,⑤少年儿童人口系数,⑥老年人口系数。

表 4 – 5　我国各年龄组不同性别人口占总人口的百分比(%)

年龄组(岁)	男	女	年龄组(岁)	男	女
0 ~	0.37	0.33	45 ~	4.18	3.85
1 ~	1.80	1.55	50 ~	3.08	2.92
5 ~	2.12	1.82	55 ~	2.77	2.79
10 ~	2.27	1.97	60 ~	1.88	1.91
15 ~	3.85	3.67	65 ~	1.25	1.33

续表

年龄组(岁)	男	女	年龄组(岁)	男	女
20 ~	5.99	5.79	70 ~	1.06	1.14
25 ~	4.75	4.65	75 ~	0.76	0.82
30 ~	4.49	4.32	80 ~	0.40	0.45
35 ~	5.07	4.77	85 ~	0.19	0.28
40 ~	4.85	4.52	合计	51.13	48.88

4. 某市 2001—2005 年围生儿死亡率见表 4 - 6,根据资料填充表内各指标,并计算平均增长速度和平均发展速度。

表 4 - 6　某市 2001—2005 年围生儿死亡率(‰)

年份	围生儿死亡率 (‰)	绝对增长量(‰)		发展速度(%)		增长速度(%)	
		累积	逐年	定基比	环比	定基比	环比
2001	10.05	—	—	—	—	—	—
2002	10.54						
2003	9.72						
2004	8.97						
2005	8.53						

5. 2010 年某地区两家医院的部分癌症患者数和治愈人数资料如表 4 - 7,试比较两个医院合计治愈率。

表 4 - 7　2010 年某地区甲、乙医院癌症患者数和治愈人数

癌症	甲医院			乙医院		
	治疗人数	治愈人数	治愈率(%)	治疗人数	治愈人数	治愈率(%)
肝癌	2 000	600	30.0	750	200	26.7
胃癌	750	300	40.0	2 000	780	39.0
肠癌	750	285	38.0	750	280	37.3
合计	3 500	1 185	33.9	3 500	1 260	36.0

6. 已知 2013 年某地 15 岁及以上居民自报糖尿病患病人数为 209 人,该地 2013 年各年龄组的平均人口数见表 4 - 8 第(3)栏,2013 年全国 15 岁及以上各年龄组自报糖尿病患病率见表 4 - 8 第(2)栏。试问该地自报糖尿病患病率是否高于全国平均水平?

表 4 - 8　某地 2013 年各年龄组平均人口数

年龄组(1)	标准患病率(%)(2)	该地人口数(3)
15 ~	0.1	3 700
35 ~	0.9	1 980

续表

年龄组(1)	标准患病率(%)(2)	该地人口数(3)
45 ~	3.0	1 403
55 ~	6.2	950
65 ~	8.6	760
合计	3.5	8 793

【习题解析】

一、最佳选择题

1. B　2. C　3. D　4. D　5. B　6. E　7. E　8. D　9. B　10. A
11. E　12. B　13. B　14. D　15. C　16. A　17. A　18. B　19. A　20. A

二、案例辨析题

1. 表中"患者构成比"一栏,仅说明各年龄组患者所占的比重,只能计算构成比指标,不能反映各年龄组的患病水平,不能由 60 ~ 79 岁组构成比最高而得出该年龄组最容易患 COPD 的结论。

2. 从表 4 - 2 可见,甲社区的高血压患病率是高于乙社区的,但是从不同年龄组的高血压患病率看,甲社区的高血压患病率均低于乙社区,这是由于甲、乙两社区被调查者年龄构成不同而导致的,应采用率的标准化法平衡年龄因素的影响。

3. 对分组资料计算合计率时,不能简单地把各组率取平均数,而应分别将分子和分母合计,再求出合计率。故 2013 年该地中小学学生 HBsAg 阳性检出率应该是(6 + 50 + 66)/(896 + 1 400 + 1 598) × 100% = 2.85%。

4. 这种观点是不正确的。因为粗死亡率受人口年龄、性别构成影响。通常情况下,老年人和婴儿的死亡率较高,男性死亡率高于女性。因此在比较甲、乙两市人口死亡率水平时,应考虑不同地区人口年龄或性别构成情况,若两地人口年龄或性别构成不一致,应对死亡率按年龄或性别进行标准化,以消除人口构成不同的影响。

三、综合分析题

1. 解:

表 4 - 9　某地区某年消化系统疾病死亡资料

年龄组 (岁)	平均 人口数	因病死亡 人数	死亡人数构 成比(%)	死亡率 (1/10 万)	相对比 (各年龄组死亡率/0 ~ 岁组死亡率)
0 ~	745 000	26	1.44	3.49	1.00
30 ~	538 765	235	13.04	43.62	12.50
40 ~	400 100	520	28.86	129.97	37.24
50 ~	186 587	646	35.85	346.22	99.20
60 ~	52 700	375	20.81	711.57	203.89
合计	1 923 152	1 802	100.00	93.70	—

2. 解：

$$粗死亡率 = \frac{1\,125}{110\,045} \times 1\,000‰ = 10.22‰$$

$$心脏病发病率 = \frac{154}{110\,045} \times 1\,000‰ = 1.40‰$$

$$心脏病患病率 = \frac{356}{110\,045} \times 1\,000‰ = 3.24‰$$

$$心脏病病死率 = \frac{48}{356} \times 100\% = 13.48\%$$

$$心脏病死亡率 = \frac{48}{110\,045} \times 1\,000‰ = 0.44‰$$

3. 解：因表中数据都是占总人口的百分比，各年龄组分性别的构成比有相同的分母，故分析时不必用年龄组人口数。

（1）全人口性别比 $= \dfrac{51.14}{48.86} = 1.05$

（2）各年龄别性别比如表 4 – 10 所示。

表 4 – 10　我国各年龄组的性别比

年龄组（岁）	性别比	年龄组（岁）	性别比
0 ~	1.12	45 ~	1.09
1 ~	1.16	50 ~	1.05
5 ~	1.16	55 ~	0.99
10 ~	1.15	60 ~	0.98
15 ~	1.05	65 ~	0.94
20 ~	1.02	70 ~	0.93
25 ~	1.02	75 ~	0.93
30 ~	1.04	80 ~	0.89
35 ~	1.06	85 ~	0.68
40 ~	1.07	—	—

（3）育龄期（15 ~ 49 岁）妇女占总人口的百分比为：（3.67 + 5.79 + 4.65 + 4.32 + 4.77 + 4.52 + 3.85）% = 31.57%

（4）抚养比 $= \dfrac{14\ 岁及以下人口数 + 65\ 岁及以上人口数}{15 ~ 64\ 岁人口数} \times 100\%$

$$= \frac{(0.37 + 0.33 + \cdots + 2.27 + 1.97) + (1.25 + 1.33 + \cdots + 0.19 + 0.28)}{3.85 + 3.67 + \cdots + 1.88 + 1.91} \times 100\%$$

$$= 24.86\%$$

（5）少年儿童人口系数 $= \dfrac{14\ 岁及以下人口数}{人口总数} \times 100\% = (0.37 + 0.33 + 1.80 + 1.55 + 2.12 +$

$1.82 + 2.27 + 1.97)\% = 12.23\%$

（6）老年人口系数 $= \dfrac{65\ 岁及以上人口数}{人口总数} \times 100\% = (1.25 + 1.33 + 1.06 + 1.14 + 0.76 + 0.82 +$

$0.40 + 0.45 + 0.19 + 0.28)\% = 7.68\%$

4. 解：

表 4 – 11　某市 2001—2005 年围生儿死亡率动态数列

年份 （1）	符号 （2）	围生儿死亡率 （‰） （3）	绝对增长量（‰）		发展速度（%）		增长速度（%）	
			累积 （4）	逐年 （5）	定基比 （6）	环比 （7）	定基比 （8）	环比 （9）
1996	a_1	10.05	—	—	—	—	—	—
1997	a_2	10.54	0.49	0.49	104.88	104.88	4.88	4.88
1998	a_3	9.72	– 0.33	– 0.82	96.72	92.22	– 3.28	– 7.78
1999	a_4	8.97	– 1.08	– 0.75	89.25	92.28	– 10.75	– 7.72
2000	a_5	8.53	– 1.52	– 0.44	84.88	95.09	– 15.12	– 4.91

$$平均发展速度 = \sqrt[4]{\dfrac{a_5}{a_1}} = \sqrt[4]{\dfrac{8.53}{10.05}} = 95.98\%$$

$$平均增长速度 = 95.98\% - 100\% = -4.02\%$$

5. 解：甲、乙两医院各种癌症的患者构成不同，这时两医院的合计治愈率是不可比的，因此需要利用标准化法计算标准化后的合计治愈率进行比较。标准化治愈率的计算见表 4 – 12。以甲、乙两医院各种癌症患者治疗人数的合计数作为标准治疗人数。

表 4 – 12　两医院标准化癌症治愈率计算表

癌症	标准治 疗人数 （1）	甲医院		乙医院	
		治愈率（%） （2）	预期治愈数 （3）=（1）×（2）	治愈率（%） （4）	预期治愈数 （5）=（1）×（4）
肝癌	2 750	30.0	825	26.7	734
胃癌	2 750	40.0	1 100	39.0	1 073
肠癌	1 500	38.0	570	37.3	560
合计	7 000	—	2 495	—	2 367

甲医院标准化治愈率 = 2 495/7 000 = 35.6%，乙医院标准化治愈率 = 2 367/7 000 = 33.8%。甲医院癌症治愈率高于乙医院。

6. 解：

表 4 – 13　间接法计算某地 2013 年自报糖尿病标准化患病率

年龄组 （1）	标准化患病率(%) （2）	该地人口数 （3）	预期患病人数 （4）=（2）×（3）
15 ~	0.1	3 700	3.70
35 ~	0.9	1 980	17.82
45 ~	3.0	1 403	42.09
55 ~	6.2	950	58.90
65 ~	8.6	760	65.36
合计	3.5	8 793	187.87

该地自报糖尿病标准化患病率 $p' = P \times SMR = 3.5\% \times \dfrac{209}{187.87} = 3.89\%$，高于全国平均水平。

网上更多……

📧 例题的数据与程序

第五章 参数估计与假设检验

【思考与练习】

一、最佳选择题

1. 表示均数抽样误差大小的统计指标是
   A. R B. S C. $S_{\bar{x}}$
   D. 四分位数间距   E. CV
2. 下列关于抽样误差说法错误的是
   A. 产生原因:个体变异
   B. 产生条件:随机抽样
   C. 表现形式:总体参数与样本统计量之间的差异
   D. 度量指标:标准误
   E. 符号:S
3. 以下说法错误的是
   A. 样本均数的抽样误差是由于随机抽样所造成的样本均数与总体均数的差别
   B. 从同一总体中随机抽取多个样本,标准误较大的样本其总体均数的 95% 置信区间的精确度较高
   C. 对于同一份资料,就准确度而言,99% 的置信区间比 95% 好
   D. 置信区间的精确度与变量的变异度大小、样本例数及置信度的取值有关
   E. 当样本含量确定时,提高准确度会降低精确度
4. 某一正态总体的均数为 μ,标准差为 σ,从中进行随机抽样,理论上 $|\bar{X}-\mu| \geqslant$ ____的可能性为 5%。
   A. $1.96S$ B. $1.96S_{\bar{x}}$ C. $t_{0.05/2, \nu}S$ D. $1.96\sigma_{\bar{x}}$ E. 1.96σ
5. 已知总体方差相等,若由两个独立样本计算总体均数之差的置信区间包含 0,则可认为
   A. 两样本均数相等   B. 两样本均数差别有统计学意义
   C. 两样本均数差别无统计学意义   D. 两总体均数差别无统计学意义
   E. 两总体均数差别有统计学意义
6. 下列说法正确的是
   A. 假设检验的基本步骤是:建立无效假设与备择假设,计算检验统计量,计算 P 值做出统计推断
   B. 假设检验时,确定检验水准 $\alpha = 0.05$,则当 $P < 0.05$ 时,不拒绝 H_0,此时可能犯II型错误
   C. 假设检验时,确定检验水准 $\alpha = 0.05$,则当 $P < 0.05$ 时,拒绝 H_0,此时可能犯 I 型错误

D. 检验水准 α 为 0.05 时所犯 Ⅱ 型错误的概率小于 α 为 0.1 时犯 Ⅱ 型错误的概率

E. 检验水准 α 为 0.05 时所犯 Ⅰ 型错误的概率大于 α 为 0.1 时犯 Ⅰ 型错误的概率

7. 当两样本均数进行比较时，P 值越小

    A. 说明越有理由认为两总体均数不等　　　B. 说明总体均数差别越大

    C. 说明总体均数差别越小　　　　　　　　D. 说明样本均数差别越大

    E. 说明样本均数差别越小

8. 假设检验中关于 P 值与 α 说法正确的是

    A. P 值是研究者确定的　　　　　　　　　B. α 是研究者确定的

    C. 可根据 P 值结果调整 α 水准　　　　　D. 两者意义相同，但数值不同

    E. 两者数值相同，但意义不同

9. 当检验水准 $\alpha = 0.05$，$P < 0.05$，若结果有误，则

    A. 犯 Ⅱ 型错误的概率为 0.05　　　　　　B. 犯 Ⅱ 型错误的概率小于 0.05

    C. 犯 Ⅰ 型错误的概率为 0.05　　　　　　D. 犯 Ⅰ 型错误的概率小于 0.05

    E. 犯 Ⅰ 型错误的概率不一定

10. 关于单侧检验和双侧检验说法正确的是

    A. 对两药疗效进行比较时，若已知某药疗效更好，可用单侧检验

    B. 采用单侧检验更好

    C. 采用双侧检验更好

    D. 可随意选择其中一种进行检验

    E. 可根据检验统计量的计算结果确定采用单侧或双侧检验

二、思考题

1. 标准差与标准误之间的区别与联系是什么？

2. 简述正态分布的用途。

3. 与标准正态分布比较，t 分布的特点是什么？

4. 简述假设检验的基本步骤并解释零假设与备择假设的含义。

5. 何为检验水准？如何设置检验水准？

三、案例辨析题

1. 已知某地调查 200 名正常成年女性的空腹血糖值，均数为 4.95 mmol/L，标准差为 1.03 mmol/L，故该研究者得出该地正常成年女性的空腹血糖值的 95% 置信区间为 $(4.95 \pm 1.96 \times 1.03)$ mmol/L，请问该结论是否正确？并说明理由。

2. 若两样本均数比较的 t 检验结果为拒绝 H_0，则 P 值越小，说明两总体均数差别越大。这种说法对吗？为什么？

3. 为获知某高校大学生平均每天上网时间是否为 6 h，用问卷调查的形式随机对该校大学生进行调查，共调查 1 000 名学生，结果每天上网时间平均为 4.5 h。有人认为样本足够大而认为该高校大学生平均每天上网时间不等于 6 h。请问此种看法是否正确？并给出理由。

四、综合分析题

1. 为了解某城市女婴出生体重的情况，随机抽样得到该市区 120 名新生女婴的平均出生体重为 3.30 kg，标准差为 0.38 kg。试估计该市女婴出生体重的 95% 置信区间。

2. 从某地随机抽取 25 名 8 岁正常男孩,测得其平均收缩压为 91.6 mmHg,标准差为 8.3 mmHg。请估计该地 8 岁正常男孩平均收缩压的 95% 置信区间。

3. 已知健康成年男子平均收缩压为 113 mmHg。现在某山区随机调查了 18 名健康成年男子,测得其平均收缩压为 119 mmHg,标准差为 3.4 mmHg,问该山区成年男子的平均收缩压是否与健康成年男子平均收缩压不同?

【习题解析】

一、最佳选择题
1. C　2. E　3. B　4. D　5. D　6. C　7. A　8. B　9. C　10. A
二、思考题
1.

表 5 - 1　标准差和均数的标准误的区别和联系

		标准差	均数的标准误
区别	统计符号	总体标准差用 σ 表示; 样本标准差用 S 表示	均数的标准误用 $\sigma_{\bar{x}}$ 表示 其估计值用 $S_{\bar{x}}$ 表示
	计算公式	$S = \sqrt{\dfrac{\sum(X-\bar{X})^2}{n-1}}$	$S_{\bar{x}} = \dfrac{S}{\sqrt{n}}$
	用途	描述个体值的变异程度	描述均数的抽样误差大小(描述样品均数的变异程度)
联系			$S_{\bar{x}} = \dfrac{S}{\sqrt{n}}$

2.

(1) 估计总体变量值的频数分布。

(2) 制定医学参考值范围。

(3) 质量控制。

(4) 许多统计检验的理论基础。

3.

(1) 以 $t=0$ 为中心左右对称的分布。

(2) t 分布曲线的形态取决于自由度的大小。自由度越小,曲线的峰部越低,尾部越高;随着自由度的增大,t 分布逼近标准正态分布,当自由度趋于 ∞ 时,t 分布就是标准正态分布。

4. 假设检验的基本步骤:

(1) 建立检验假设,确定检验水准。

(2) 计算检验统计量。

(3) 确定 P 值,作出统计推断。

零假设又称无效假设,记为 H_0,表示目前的差异仅仅是由抽样误差引起,它就是假设检验需要检验的假设;备择假设又称对立假设,记为 H_1,表示目前的差异不是由抽样误差所致,而是两者存在本质不同。

5. 在假设检验建立检验假设时应事先规定一个小的概率值,即检验水准,符号为 α,通常取 0.05。

三、案例辨析题

1. 不正确,理由如下:该研究者误用医学参考值范围的公式来计算总体均数的 95% 置信区间,正确的计算公式为:$(\overline{X} - Z_{\alpha/2}S_{\overline{X}}, \overline{X} + Z_{\alpha/2}S_{\overline{X}})$。两者的主要区别在于,计算医学参考值范围时应该使用标准差,计算置信区间时应该使用标准误。根据置信区间的公式算得该地正常女性的空腹血糖值的 95% 置信区间为 $\left(4.95 \pm 1.96 \times \dfrac{1.03}{\sqrt{200}}\right)$

2. 不对,理由如下:不能认为 P 值越小,总体参数间的差别就越大。P 值越小,说明实际观测到的差异与 H_0 之间不一致的程度就越大,越有理由拒绝 H_0。假设检验只能做出拒绝或不拒绝 H_0 的定性结论,但不能做出总体间差别大小的结论。

3. 这种看法不正确,理由如下:抽样研究中,由于同质总体中的个体间存在差异,即个体变异,因而从同一总体中随机抽取若干样本,样本均数往往不等于总体均数,且各样本均数之间也存在差异。这种由个体变异产生的、随机抽样引起的样本均数与总体均数间的差异称均数的抽样误差。决定均数抽样误差大小的因素主要为样本含量和标准差。随着样本含量的增加,样本均数的变异范围逐渐缩小,但是仍然存在抽样误差,还是得对总体均数做出统计推断才能得到结论。

四、综合分析题

1. 由于该样本为大样本,故用公式 $\overline{X} \pm Z_{0.05/2}S_{\overline{X}}$ 估计总体均数 95% 置信区间为 $(3.23, 3.37)\,\text{kg}$。

2. 由于该样本为小样本,故用公式 $\overline{X} \pm t_{0.05/2, \nu}S_{\overline{X}}$ 估计 8 岁正常男孩平均收缩压 95% 置信区间为 $(88.2, 95.0)\,\text{mmHg}$。

3. 解:本题是样本均数与总体均数的比较,用单样本资料的 t 检验,具体步骤如下:

(1) 建立检验假设,确定检验水准

$H_0: \mu = \mu_0$

$H_1: \mu \neq \mu_0$

$\alpha = 0.05$

(2) 计算检验统计量

$$\overline{X} = 119, S = 3.4$$

$$t = \frac{\overline{X} - \mu}{S_{\overline{X}}} = \frac{119 - 113}{3.4/\sqrt{18}} = 7.49, \nu = 18 - 1 = 17$$

(3) 确定 P 值,做出统计推断

查 t 界值表,得 $P < 0.05$。按 $\alpha = 0.05$ 水准,拒绝 H_0,差别有统计学意义,可以认为该山区成年男子的平均收缩压与健康成年男子平均收缩压不同。

网上更多⋯⋯

例题的数据与程序

第六章　t　检　验

【思考与练习】

一、最佳选择题

1. 两样本均数比较时,检验结果 $P > 0.05$ 说明
   A. 两总体均数的差别较小
   B. 两总体均数的差别较大
   C. 可认为两总体无差别
   D. 不认为两总体有差别
   E. 可以确认两总体无差别

2. 比较某地新生儿出生身高是否高于该地新生儿的平均出生身高,应采用
   A. 成组 t 检验
   B. t' 检验
   C. 配对 t 检验
   D. Z 检验
   E. 样本均数与总体均数比较的 t 检验

3. 为研究新品疫苗的接种效果,将 20 名研究对象配成 10 对,采用配对 t 检验进行统计分析,则其自由度为
   A. 20　　　B. 19　　　C. 10　　　D. 9　　　E. 2

4. 两小样本均数比较时,已知 n_1、n_2 相等,两总体方差齐且服从正态分布的资料,应该用
   A. t 检验
   B. t' 检验
   C. 配对 t 检验
   D. Z 检验
   E. 根据资料设计类型选择配对或成组 t 检验

5. 由两样本均数的差别推断两总体均数的差别,其差别有统计学意义是指
   A. 两样本均数的差别具有实际意义
   B. 两总体均数的差别具有实际意义
   C. 两样本和两总体均数的差别都具有实际意义
   D. 有理由认为两样本均数有差别
   E. 有理由认为两总体均数有差别

6. 两样本均数比较差别具有统计学意义时,P 值越小说明
   A. 两样本均数的差别越大
   B. 两总体均数的差别越大
   C. 越有理由认为两样本均数不同
   D. 越有理由认为两总体均数不同
   E. 越有理由认为两总体均数相同

7. 减少假设检验的 Ⅱ 型错误,应该使用的方法是(　　　)
   A. 提高 α 值
   B. 减少测量的系统误差
   C. 减少测量的随机误差
   D. 减少 Ⅰ 型错误
   E. 增加样本含量

8. 两样本均数比较时的 t 检验和 u 检验的主要差别是

    A. t 检验只能用于小样本资料　　　　　　B. t 检验的检验效能更高

    C. t 检验要求资料方差相同　　　　　　　D. u 检验要求方差已知或大样本资料

    E. u 检验能用于两大样本均数比较

9. 两独立样本均数 t 检验,前提要求是

    A. 两总体均数相等　　　　　　B. 两总体均数不等　　　　　　C. 两总体方差相等

    D. 两总体方差不等　　　　　　E. 两总体均数和方差都相等

10. 两组定量资料比较,当方差不齐时,应使用的检验方法是

    A. t 检验　　　　　　　　　B. 方差齐性检验　　　　　　　C. 配对 t 检验

    D. t' 检验　　　　　　　　　E. Z 检验

11. 以下不能用配对 t 检验方法的是

    A. 比较24名糖尿病患者经某种药物治疗前后糖化血红蛋白的变化

    B. 比较24名儿童接种卡介苗的免疫效果

    C. 比较24名受试对象接受某新疗法治疗效果是否优于常规疗法

    D. 比较24名受试对象耳垂血和手指血的红细胞数

    E. 比较两种检测方法测量24瓶乳酸饮料中的脂肪含量

12. 两样本均数比较时,按 $\alpha = 0.05$ 水准,尚不能认为两总体均数有差异,此时若推断有错,其错误的概率为

    A. β,而 β 未知　　　　　　B. $1-\beta$,而 β 未知　　　　　　C. 大于 α

    D. 小于 α　　　　　　　　E. 等于 α

13. 以下哪种情况适合用 t 检验

    A. 大样本,总体方差已知　　　　　　　　B. 小样本,总体方差已知

    C. 小样本,总体方差未知　　　　　　　　D. 大样本,总体方差未知

    E. 小样本,样本方差未知

14. 甲、乙两人分别从随机数字表抽得20个随机数字作为两个样本,求得 $\overline{X}_1, S_1^2; \overline{X}_2, S_2^2$,则理论上

    A. 两样本总体均数的95%置信区间很可能有重叠

    B. 作两样本均数的 t 检验,必然得出无差别的结论

    C. 作两样本方差齐性的 F 检验,必然方差齐

    D. $\overline{X}_1 = \overline{X}_2, S_1^2 = S_2^2$

    E. $\overline{X}_1 = \overline{X}_2, S_1^2 \neq S_2^2$

15. 两样本均数比较时,已知 $n_1 = 15, n_2 = 18$,总体方差不齐但服从正态分布的资料建议用

    A. 配对 t 检验　　　　　　　B. Z 检验　　　　　　　C. t' 检验

    D. t 检验　　　　　　　　　E. F 检验

二、案例辨析题

1. 将20名某病患者随机分成两组,分别用甲、乙两种药物治疗,用药一个月后测得治疗前后的红细胞沉降率(mm/h)如表6－1。

表 6 – 1　甲、乙两药治疗前后的红细胞沉降率(mm/h)

	甲药组			乙药组	
受试者编号	治疗前	治疗后	受试者编号	治疗前	治疗后
1	10	6	1	9	4
2	13	9	2	10	2
3	6	3	3	9	5
4	11	10	4	13	6
5	10	10	5	8	3
6	7	4	6	6	3
7	8	2	7	10	4
8	8	5	8	11	2
9	5	3	9	10	5
10	9	3	10	10	4

问:甲、乙两种药物的疗效有无差别?

要分析甲、乙两种药物的疗效有无差别,某医生分别将服用甲、乙两种药物治疗后的红细胞沉降率,进行两样本均数的 t 检验,所得结果如下:

(1) 正态性检验

用 SPSS 统计软件算得正态检验结果:

甲组治疗后　　$Z_{SKEW} = \dfrac{0.615}{0.687}$　　$Z_{KURT} = \dfrac{1.403}{1.334}$

乙组治疗后　　$Z_{SKEW} = \dfrac{0.088}{0.687}$　　$Z_{KURT} = \dfrac{0.751}{1.334}$

上述四个 Z 值均小于 1.645,按 $\alpha = 0.10$ 水准,不拒绝 H_0,可以认为甲、乙两组资料总体均服从正态分布。

(2) 假设检验

由甲、乙数据得: $\overline{X}_甲 = 5.5$, $S_甲^2 = 3.1^2$; $\overline{X}_乙 = 3.8$, $S_乙^2 = 1.3^2$

且 $F = 9.248$, $P = 0.007$,按 $\alpha = 0.10$ 水准,拒绝 H_0,接受 H_1,差异具有统计学意义,可以认为两总体方差不齐,用 t' 检验。

两组治疗后比较 $t' = 1.596$, $P = 0.136 > 0.05$

于是,该医生得出结论:甲、乙两种药物的疗效无差别。你是否同意这种分析结果?为什么?

2. 某地随机抽样调查了部分健康成年人的红细胞计数和血红蛋白含量,结果如表 6 – 2。

表 6 – 2　某年某地健康成年人的红细胞数和血红蛋白含量

指标	例数	均数	标准差
红细胞计数(10^{12}/L)			
男	300	4.6	0.52
女	250	4.2	0.30
血红蛋白含量(g/L)			
男	300	135	6.2
女	250	120	7.8

就表 6-2 资料：

（1）计算男性两项指标的抽样误差。

（2）该地健康成年男、女性血红蛋白含量是否不同？

3. 为了解某一新抗高血压药的疗效，将 20 名高血压患者随机分为试验组和对照组，试验组采用新抗高血压药，对照组则用标准药物治疗，测得治疗前后的舒张压（mmHg）如表 6-3。

表 6-3 两种药物治疗前后的舒张压（mmHg）

新药组	1	2	3	4	5	6	7	8	9	10
治疗前	110	121	113	100	99	116	107	102	111	118
治疗后	99	100	109	98	92	105	100	93	102	113
标准药组										
治疗前	99	103	111	108	110	112	98	95	102	114
治疗后	99	98	102	101	103	95	92	90	100	105

根据以上资料：

（1）新药是否有效？

（2）要比较新药和标准药物是否不同，请用下述两种不同方式分别进行检验：①仅考虑治疗后的舒张压；②考虑治疗前后舒张压之差。你认为两种方法各有何优缺点？哪种方法更好？

三、综合分析题

1. 某地区一般健康成年男性血红蛋白含量的总体均数为 122 g/L，研究人员随机检测了该地区 12 名健康成年男性的血红蛋白（g/L）含量，结果如下：

130　120　135　115　140　126　138　150　145　147　125　114

则该地区成年男性血红蛋白含量是否与一般成年男性血红蛋白含量不同？

2. 为研究女性服用某避孕新药后是否影响血清总胆固醇含量，将 20 名女性按年龄、体重配成 10 对，每对中随机抽取一人服用新避孕药，另一人服用安慰剂，经过一定观察时间后，测得血清总胆固醇含量（mmol/L），结果如表 6-4。

表 6-4 避孕新药组和安慰剂组血清总胆固醇含量（mmol/L）

配对组别	避孕新药组	安慰剂组
1	4.0	4.1
2	5.5	5.6
3	5.8	5.6
4	4.6	4.8
5	4.5	4.0
6	5.5	5.0
7	4.5	5.7
8	5.5	5.8
9	4.3	4.7
10	4.0	3.9

请问该避孕新药是否影响了血清胆固醇含量?

3. 对 10 例肺癌患者和 10 例硅肺 0 期工人用 X 线片测量肺门横径右侧距 RD 值(cm),结果如下:

肺癌患者:　　　　8.5　8.0　7.2　6.2　4.8　4.2　3.3　2.7　4.9　5.2

硅肺 0 期工人:　4.7　5.3　6.0　5.5　5.2　5.0　6.2　4.4　5.9　5.5

请问肺癌患者的 RD 值是否高于硅肺 0 期工人的 RD 值?

【习题解析】

一、最佳选择题

1. D　　2. E　　3. D　　4. E　　5. E　　6. D　　7. E　　8. D　　9. C　　10. D

11. C　　12. A　　13. C　　14. A　　15. C

二、案例辨析题

1. 解:该医生的分析结果不合理。建议采用两独立样本均数的 t 检验,分别将甲、乙两药各自治疗前后的红细胞沉降率作差值,比较两组差值的均值是否有差别,具体步骤如下:

(1) 正态性检验

分别对甲、乙两种药物治疗前后的红细胞沉降率差值 d_1、d_2 进行正态性检验。

甲　$Z_{SKEW} = \dfrac{0.005}{0.687} < 1.96$　　$Z_{KURT} = \dfrac{0.360}{1.334} < 1.96$

乙　$Z_{SKEW} = \dfrac{0.369}{0.687} < 1.96$　　$Z_{KURT} = \dfrac{0.232}{1.334} < 1.96$

故甲、乙两组资料的差值 d_1、d_2 均服从正态分布。

(2) 方差齐性检验

1) 建立检验假设,确定检验水准

$H_0: \sigma_1^2 = \sigma_2^2$,两差值总体方差相等

$H_1: \sigma_1^2 \neq \sigma_2^2$,两差值总体方差不等

$\alpha = 0.10$

2) 计算检验统计量

$$F = \frac{S_1^2(较大)}{S_2^2(较小)} = \frac{1.932^2}{1.814^2} = 1.134$$

$$\nu_1 = n_1 - 1 = 10 - 1 = 9, \nu_2 = n_2 - 1 = 10 - 1 = 9$$

3) 确定 P 值,作出统计推断

查 F 界值表,得 $P > 0.10$,按 $\alpha = 0.10$ 的水准,不拒绝 H_0,差异不具有统计学意义,尚不能认为两差值总体方差不等。

(3) 以差值 d_1、d_2 为资料,作两组均值 t 检验

1) 建立检验假设,确定检验水准

$H_0: \mu_1 = \mu_2$,即甲、乙两种药物的疗效无差别

$H_1: \mu_1 \neq \mu_2$,即甲、乙两种药物的疗效有差别

$\alpha = 0.05$

2）计算检验统计量

$$t = \frac{\overline{X_1} - \overline{X_2}}{\sqrt{S_c^2\left(\frac{1}{n_1} + \frac{1}{n_2}\right)}} = \frac{3.2 - 5.8}{\sqrt{\frac{9 \times 1.932^2 + 9 \times 1.814^2}{10 + 10 - 2}\left(\frac{1}{10} + \frac{1}{10}\right)}} = -3.10$$

$$\nu = n_1 + n_2 - 2 = 18$$

3）确定 P 值，作出统计推断

查 t 界值表，得 $P < 0.01$，按 $\alpha = 0.05$ 的水准，拒绝 H_0，接受 H_1，差异具有统计学意义，可认为甲、乙两种药物的疗效有差别。由于乙药治疗前后红细胞沉降率的差值较大（均数为 5.8），故乙药治疗效果要好于甲药。

2. 解：

（1）$S_{\overline{X}}$（红细胞数）$= \frac{S}{\sqrt{n}} = \frac{0.52}{\sqrt{300}} = 0.03$

$S_{\overline{X}}$（血红蛋白）$= \frac{S}{\sqrt{n}} = \frac{6.2}{\sqrt{300}} = 0.36$

（2）运用两独立样本均数 t 检验进行分析

1）建立检验假设，确定检验水准

$H_0 : \mu_1 = \mu_2$，两总体均数相等

$H_1 : \mu_1 \neq \mu_2$，两总体均数不等

$\alpha = 0.05$

2）计算检验统计量

由于两组样本数均大于 50，故使用下式计算：

$$Z = \frac{\overline{X_1} - \overline{X_2}}{\sqrt{\frac{S_1^2}{n_1} + \frac{S_2^2}{n_2}}} = \frac{135 - 120}{\sqrt{\frac{6.2^2}{300} + \frac{7.8^2}{250}}} = 24.610$$

3）确定 P 值，作出统计推断

查 Z 界值表，得 $P > 0.05$，按 $\alpha = 0.05$ 的水准，不拒绝 H_0，差异没有统计学意义，尚不能认为该地健康成年男、女性血红蛋白含量有差别。

3. 解：（1）采用配对 t 检验进行分析

1）作新药组治疗前和治疗后差值 d 的正态性检验

$$Z_{SKEW} = -0.114/0.687 = -0.166, Z_{KURT} = -0.574/1.334 = -0.430$$

查 Z 界值表，得 $P > 0.05$，按 $\alpha = 0.05$ 水准，不拒绝 H_0，可以认为治疗前后差值 d 的总体服从正态分布。

2）建立检验假设，确定检验水准

$H_0 : \mu_d = 0$，新药治疗前后的舒张压无差别

$H_1 : \mu_d \neq 0$，新药治疗前后的舒张压有差别

$\alpha = 0.05$

3）计算检验统计量

$$t = \bar{d}/S_{\bar{d}} = \bar{d}/(S_d/\sqrt{n}) = (10.5)/(2.799/\sqrt{10}) = 11.863$$
$$\nu = n - 1 = 10 - 1 = 9$$

4）确定 P 值，做出统计推断

查 t 界值表，得 $P < 0.01$，拒绝 H_0，接受 H_1，差异具有统计学意义，可以认为新药具有疗效。

（2）第一种情况：仅考虑治疗后的舒张压：

1）正态性检验

分别对新药和标准药物治疗后的舒张压进行正态性检验。

新药治疗后 $Z_{SKEW} = -0.434/0.687 = -0.632$，$Z_{KURT} = -0.754/1.334 = -0.565$

标准药物治疗后 $Z_{SKEW} = -0.619/0.687 = -0.901$，$Z_{KURT} = -0.531/1.334 = -0.398$

以上四个 Z 值的绝对值均小于 1.96，按 $\alpha = 0.05$ 水准，不拒绝 H_0，可以认为两组资料的总体服从正态分布。

2）方差齐性检验

① 建立检验假设，确定检验水准

$H_0: \sigma_1^2 = \sigma_2^2$，两种药物治疗后的舒张压的总体方差相等

$H_1: \sigma_1^2 \neq \sigma_2^2$，两种药物治疗后的舒张压的总体方差相等

$\alpha = 0.10$

② 计算检验统计量

$$F = \frac{S_1^2(较大)}{S_2^2(较小)} = \frac{6.096^2}{4.836^2} = 1.589$$
$$\nu_1 = n_1 - 1 = 10 - 1 = 9, \nu_2 = n_2 - 1 = 10 - 1 = 9$$

③ 确定 P 值，作出统计推断

查 F 界值表，得 $P > 0.10$，按 $\alpha = 0.10$ 的水准，不拒绝 H_0，差异不具有统计学意义，尚不能认为两总体方差不等。

3）以新药和标准药物治疗后的舒张压为资料，作两组均值 t 检验

① 建立检验假设，确定检验水准

$H_0: \mu_1 = \mu_2$，即两种药物治疗后的舒张压无差别

$H_1: \mu_1 \neq \mu_2$，即两种药物治疗后的舒张压有差别

$\alpha = 0.05$

② 计算检验统计量

$$t = \frac{\bar{X}_1 - \bar{X}_2}{\sqrt{S_c^2(\frac{1}{n_1} + \frac{1}{n_2})}} = \frac{100.50 - 98.50}{\sqrt{\frac{9 \times 6.096^2 + 9 \times 4.836^2}{10 + 10 - 2}(\frac{1}{10} + \frac{1}{10})}} = 0.813$$
$$\nu = n_1 + n_2 - 2 = 18$$

③ 确定 P 值，作出统计推断

查 t 界值表，得 $P > 0.05$，按 $\alpha = 0.05$ 的水准，不拒绝 H_0，差异没有统计学意义，尚不能认为两种药物治疗后的舒张压有差别。

第二种情况：考虑治疗前后舒张压之差

1）正态性检验

分别对新药和标准药物治疗前后的舒张压差值 d_1、d_2 进行正态性检验。

新药 $Z_{SKEW} = -0.114/0.687 = -0.166$，$Z_{KURT} = -0.574/1.334 = -0.430$

标准药物 $Z_{SKEW} = 1.005/0.687 = 1.463$，$Z_{KURT} = 2.427/1.334 = 1.819$

以上四个 Z 值的绝对值均小于 1.96，按 $\alpha = 0.05$ 水准，不拒绝 H_0，可以认为两组资料的总体服从正态分布。

2）方差齐性检验

① 建立检验假设，确定检验水准

$H_0 : \sigma_1^2 = \sigma_2^2$，两差值总体方差相等

$H_1 : \sigma_1^2 \neq \sigma_2^2$，两差值总体方差不等

$\alpha = 0.10$

② 计算检验统计量

$$F = \frac{S_1^2(较大)}{S_2^2(较小)} = \frac{4.596^2}{2.799^2} = 2.696$$

$$\nu_1 = n_1 - 1 = 10 - 1 = 9, \nu_2 = n_2 - 1 = 10 - 1 = 9$$

③ 确定 P 值，作出统计推断

查 F 界值表，得 $P > 0.10$，按 $\alpha = 0.10$ 的水准，不拒绝 H_0，差异不具有统计学意义，尚不能认为两差值总体方差不等。

3）以差值 d_1、d_2 为资料，作两组均值 t 检验

① 建立检验假设，确定检验水准

$H_0 : \mu_1 = \mu_2$，即两种药物治疗前后舒张压之差无差别

$H_1 : \mu_1 \neq \mu_2$，即两种药物治疗前后舒张压之差有差别

$\alpha = 0.05$

② 计算检验统计量

$$t = \frac{\overline{X}_1 - \overline{X}_2}{\sqrt{S_c^2\left(\frac{1}{n_1} + \frac{1}{n_2}\right)}} = \frac{10.5 - 6.7}{\sqrt{\frac{9 \times 4.596^2 + 9 \times 2.799^2}{10 + 10 - 2}\left(\frac{1}{10} + \frac{1}{10}\right)}} = 2.233$$

$$\nu = n_1 + n_2 - 2 = 18$$

③ 确定 P 值，作出统计推断

查 t 界值表，得 $P < 0.05$，按 $\alpha = 0.05$ 的水准，拒绝 H_0，接受 H_1，差异具有统计学意义，可认为新药和标准药物两种药物治疗前后的舒张压有差别。由于新药治疗前后舒张压的差值较大（均数为 10.5），故新药治疗效果要好于标准药物。

综上，第二种方式考虑到了治疗前后舒张压的差值，更能反映出药物的疗效，故更为合理。

三、综合分析题

1. 解：本题应进行单样本 t 检验，可按如下步骤完成：

（1）资料的正态性检验

$Z_{SKEW}(偏度) = 1.288/1.232 = 1.045 < 1.96$，$Z_{KURT}(峰度) = 0.076/0.637 = 0.119 < 1.96$

故资料服从正态分布。

（2）单样本 t 检验

1）建立检验假设，确定检验水准

$H_0 : \mu = 122$，即该地区成年男性血红蛋白含量与一般成年男性血红蛋白含量相同

$H_1 : \mu = 122$，即该地区成年男性血红蛋白含量与一般成年男性血红蛋白含量不相同

$\alpha = 0.05$

2）计算检验统计量

由原始资料计算得：$\overline{X} = 132.08$，$S = 12.332$，于是

$$t = \frac{\overline{X} - \mu}{S_{\overline{X}}} = \frac{\overline{X} - \mu_0}{S / \sqrt{n}} = \frac{132.08 - 122}{12.332 / \sqrt{12}} = 2.831$$

$$\nu = n - 1 = 11$$

3）确定 P 值，作出统计推断

查 t 界值表，得 $P < 0.01$，按 $\alpha = 0.05$ 的水准，拒绝 H_0，接受 H_1，差异有统计学意义，可以认为该地区成年男性血红蛋白含量比一般成年男性血红蛋白含量高。

2. 解：本题应采用配对 t 检验，完成步骤如下：

（1）作避孕新药组和安慰剂组差值 d 的正态性检验

$$Z_{\text{SKEW}} = 1.034 / 0.687 = 1.505 < 1.96，Z_{\text{KURT}} = 2.026 / 1.334 = 1.519 < 1.96$$

按 $\alpha = 0.10$ 水准，不拒绝 H_0，可以认为避孕新药组和安慰剂组差值 d 的总体服从正态分布。

（2）配对 t 检验

1）建立检验假设，确定检验水准

$H_0 : \mu_d = 0$，避孕新药没有影响血清胆固醇含量

$H_1 : \mu_d \neq 0$，避孕新药影响了血清胆固醇含量

$\alpha = 0.05$

2）计算检验统计量

$$t = \frac{\overline{d}}{S_{\overline{d}}} = \frac{\overline{d}}{S_d / \sqrt{n}} = \frac{-0.1}{0.494 / \sqrt{10}} = -0.640$$

$$\nu = n - 1 = 10 - 1 = 9$$

3）确定 P 值，做出统计推断

查 t 界值表，得 $P > 0.05$，不拒绝 H_0，差异无统计学意义，尚不能认为避孕新药影响血清胆固醇含量。

3. 解：本题应采用独立样本 t 检验，完成步骤如下：

（1）正态性检验

肺癌患者：$Z_{\text{KURT}} = 1.012 / 1.334 \, 5 < 1.96，Z_{\text{SKEW}} = 0.237 / 0.687 \, 9 < 1.96$

硅肺 0 期工人：$Z_{\text{KURT}} = 0.674 / 1.334 < 1.96，Z_{\text{SKEW}} = 0.217 / 0.687 < 1.96$

资料服从正态分布

（2）方差齐性检验

1）建立检验假设，确定检验水准

$H_0 : \sigma_1^2 = \sigma_2^2$，两总体方差相等

$H_1 : \sigma_1^2 \neq \sigma_2^2$，两总体方差不等

$\alpha = 0.10$

2）计算检验统计量

$n_1 = 10, \overline{X_1} = 5.5, S_1 = 1.94$；$n_2 = 10, \overline{X_2} = 5.37, S_2 = 0.57$，于是

$$F = \frac{S_1^2（较大）}{S_2^2（较小）} = \frac{1.94^2}{0.57^2} = 11.58$$

$$\nu_1 = n_1 - 1 = 9, \nu_2 = n_2 - 1 = 9$$

3）确定 P 值，作出统计推断

查 F 界值表，得 $P < 0.10$，按 $\alpha = 0.10$ 的水准，拒绝 H_0，差异有统计学意义，故可认为两总体方差不相等。

建立检验假设，确定检验水准

$H_0 : \mu_1 = \mu_2$，肺癌患者的 RD 值与硅肺 0 期工人的 RD 值相同

$H_1 : \mu_1 \neq \mu_2$，肺癌患者的 RD 值与硅肺 0 期工人的 RD 值不同

$\alpha = 0.05$

（3）独立样本检验

1）计算检验统计量

$$t' = \frac{\overline{X_1} - \overline{X_2}}{\sqrt{\frac{S_1^2}{n_1} + \frac{S_2^2}{n_2}}} = \frac{5.5 - 5.37}{\sqrt{\frac{1.942^2}{10} + \frac{0.574^2}{10}}} = 0.203$$

2）确定 P 值，作出统计推断

由于 $0.203 < 1.96$，得 $P > 0.05$。按 $\alpha = 0.05$ 的水准，不拒绝 H_0，差异没有统计学意义，尚不能认为肺癌患者的 RD 值与硅肺 0 期工人的 RD 值不同。

网上更多……

例题的数据与程序

第七章 方 差 分 析

【思考与练习】

一、最佳选择题

1. 完全随机设计资料的方差分析中,组内变异反映的是
   - A. 测量误差
   - B. 个体差异
   - C. 随机误差,包括个体差异及测量误差
   - D. 抽样误差
   - E. 系统误差

2. 完全随机设计资料的方差分析中,组间变异反映的是
   - A. 随机误差
   - B. 处理因素的作用
   - C. 随机误差和处理因素的作用
   - D. 测量误差和个体差异
   - E. 抽样误差和随机误差

3. 完全随机设计资料的方差分析中,必然有
   - A. $SS_{组间} > SS_{组内}$
   - B. $MS_{组间} < MS_{组内}$
   - C. $MS_{总} = MS_{组间} + MS_{组内}$
   - D. $SS_{总} = SS_{组间} + SS_{组内}$
   - E. $\nu_{组间} > \nu_{组内}$

4. 完全随机设计方差分析的检验假设 H_0 是
   - A. 各处理组样本均数相等
   - B. 各处理组总体均数相等
   - C. 各处理组样本均数不相等
   - D. 各处理组总体均数不相等
   - E. 各处理组总体均数不全相等

5. 当组数等于 2 时,对于同一资料,方差分析结果与 t 检验结果
   - A. 理论上不一致,结果不一样
   - B. 方差分析结果更准确
   - C. t 检验结果更准确
   - D. 完全等价且 $F = \sqrt{t}$
   - E. 完全等价且 $t = \sqrt{F}$

6. 方差分析结果,若 $F_{处理} > F_{0.05,(\nu_1, \nu_2)}$,则统计推论是
   - A. 各总体均数不全相等
   - B. 各总体均数都不相等
   - C. 各样本均数不全相等
   - D. 各样本均数都不相等
   - E. 各样本均数间差别都有显著性

7. 多组均数的两两比较中,若不用 SNK $-q$ 检验而用 t 检验,则
   - A. 结果更合理
   - B. 结果会一样
   - C. 会把一些无差别的总体判断为有差别的概率加大

D. 会把一些有差别的总体判断为无差别的概率加大

E. 以上都不对

8. 完全随机设计和随机区组设计的方差分析中,$SS_{总}$ 各分解为几部分
   A. 2,2   B. 2,3   C. 2,4   D. 3,3   E. 3,4

9. 三组均数比较的方差分析结果为 $P < 0.05$,为进一步了解任两组间总体均数有无不同,可

   A. 无需检验,$P < 0.05$ 已能推断任两组间总体均数均不同

   B. 无需检验,$P < 0.05$ 已能推断任两组间总体均数均相同

   C. 进行 Student-t 检验

   D. 进行 Dunnett-t 检验

   E. 进行 SNK-q 检验

10. 以下说法中不正确的是

    A. 方差除以其自由度就是均方

    B. 方差分析时要求各样本来自相互独立的正态总体

    C. 方差分析时要求各样本所在总体的方差相等

    D. 完全随机设计的方差分析时,组内均方就是误差均方

    E. 随机区组设计方差分析中,单位组内个体差别越小越好

二、思考题

1. 方差分析的基本思想是什么?
2. 方差分析的前提假设条件是什么?
3. 完全随机设计方差分析与随机区组设计方差分析在设计和变异分解上有何不同?
4. 多组计量资料的比较是否可以进行多次 t 检验?为什么?
5. 完全随机设计方差分析中,处理因素 $P < 0.05$,是否说明各组均数间差异均有统计学意义?

三、案例辨析题

1. 某医生为研究一种四类降糖新药的疗效,以一种公认的降血糖药为对照,将按统一的纳入标准和排除标准选择的 60 名 2 型糖尿病患者随机分为三组进行双盲临床试验,比较三组治疗 4 周后餐后 2 h 血糖下降值(mmol/L)的平均水平是否不同(分析结果见表 7 - 1)。请说明该资料的分析过程是否正确,若不正确请说明原因并指出正确的分析思路。

表 7 - 1   2 型糖尿病患者治疗 4 周后餐后 2 h 血糖的下降值(mmol/L)比较

分 组	n	$\overline{X} \pm S$	t 值(分别与对照比较)	P 值
对照组	20	- 2.05 ± 3.90		
低剂量组	19	- 0.68 ± 3.36	- 2.33	< 0.05
高剂量组	21	2.09 ± 2.97	- 3.84	< 0.001

2. 纳洛酮防治酒精性脂肪肝的动物体外实验,将已染酒精性脂肪肝的大鼠 27 只随机分成三组,每组 9 只。取出肝组织制成匀浆,用三种不同方法处理,甲是对照组,乙、丙组分别给高、低剂量的纳洛酮,检测肝中的 ATP 酶物质含量(mgprot/hour,$\overline{X} \pm S$)如下:甲组 0.66 ± 0.06,乙组 1.89 ± 0.18,丙组 7.49 ± 6.62。请说明本研究的实验设计类型,并说明三种处理方法结果是否有

差异,给出分析方案即可。

四、综合分析题

1. 某医生研究不同方案治疗缺铁性贫血的效果,将 36 名缺铁性贫血患者随机等分为 3 组,分别给予一般疗法、一般疗法 + 药物 A 低剂量(A1);一般疗法 + 药物 A 高剂量(A2)三种处理,测量一个月后患者红细胞的升高数(10^2/L),结果如表 7 - 2 所示。问三种治疗方案有无差异?

表 7 - 2　三种方案治疗一个月后缺铁性贫血患者红细胞的升高数(10^2/L)

编号	一般疗法	一般疗法 + A1	一般疗法 + A2
1	0.81	1.32	2.35
2	0.75	1.41	2.50
3	0.74	1.35	2.43
4	0.86	1.38	2.36
5	0.82	1.40	2.44
6	0.87	1.33	2.46
7	0.75	1.43	2.40
8	0.74	1.38	2.43
9	0.72	1.40	2.21
10	0.82	1.40	2.45
11	0.80	1.34	2.38
12	0.75	1.46	2.40

2. 研究枸杞多糖对脂肪肝的作用,将 20 只酒精性脂肪肝模型大鼠按窝别配成 10 对,每对中的 2 只大鼠随机分配到生理盐水组和枸杞多糖组,灌胃 5 周,检测肝中谷胱甘肽(GSH)的含量(mg/gprot),结果见表 7 - 3。问两组大鼠肝中谷胱甘肽的含量有无差异? 试回答以下问题:

(1) 采用配对 t 检验进行分析。

(2) 采用随机区组设计的方差分析进行分析。

(3) 根据上述两种分析结果,可得出什么样的结论?

表 7 - 3　两组大鼠肝中谷胱甘肽(GSH)的含量(mg/gprot)

区组	生理盐水组	枸杞多糖组
1	65.48	70.08
2	31.25	39.04
3	53.28	67.59
4	44.61	52.58
5	73.35	79.12
6	55.17	56.55
7	57.34	66.89
8	38.58	42.15
9	78.25	83.05
10	42.31	45.48

3. 研究补钙对绝经期妇女骨密度的影响：某研究者将 28 名绝经期妇女按照初始骨密度值相近原则分为 7 组，每组内的 4 名绝经期妇女随机接受四个剂量补钙观察，即 A 组，B 组，C 组，D 组（对照组），经一年补钙测其骨密度值如表 7-4 所示。试回答以下问题：

（1）按照随机区组设计进行分析，处理组间、区组间效应是否有差异？（即分析不同剂量补钙对绝经期妇女骨密度值的影响是否不同？不同初始骨密度对绝经期妇女骨密度值的影响是否不同？）

（2）若忽略区组，按照完全随机设计进行分析，处理组间效应是否有差异？

（3）对上述两种方差分析表进行比较，会得出怎样的结论？

表 7-4　绝经期妇女四个剂量补钙后的骨密度值

初始骨密度	A 组	B 组	C 组	D 组
1	-2.42	-1.65	-2.75	-3.35
2	-1.99	-1.76	-2.58	-3.12
3	-2.03	-1.64	-2.91	-2.99
4	-1.87	-0.85	-2.26	-1.43
5	-1.35	-1.28	-2.14	-2.68
6	-2.12	-1.9	-2.35	-0.52
7	-0.38	-0.09	-0.25	-0.63

【习题解析】

一、最佳选择题

1. C　　2. C　　3. D　　4. B　　5. E　　6. A　　7. C　　8. B　　9. E　　10. A

二、思考题

1. 方差分析的基本思想是把全部观察值的总变异按设计和需要分解成两个或多个组成部分，然后将各部分的变异与随机误差进行比较，来判断总体均数间的差别是否具有统计学意义。

2. 方差分析的前提假设条件包括独立性、正态性、方差齐性三个假设。独立性是指各样本是相互独立的随机样本，正态性指各样本所来自的总体为正态分布总体，方差齐性指各样本所代表的总体方差相等。

3. 从设计的角度：完全随机设计采用完全随机化的分组方法，将全部试验对象分配到 k 个处理组中，各组分别接受不同的处理；随机区组设计要进行多次随机分配，每次随机分配都对同一个区组内的受试对象进行，且各处理组受试对象例数相同，区组内均衡。

从变异分解的角度：完全随机设计存在三种变异，即 $SS_{总}$、$SS_{组间}$ 和 $SS_{组内}$，且三者之间的关系是 $SS_{总} = SS_{组间} + SS_{组内}$；随机区组设计存在四种变异，即 $SS_{总}$、$SS_{区组}$、$SS_{处理}$ 和 $SS_{误差}$，四者之间的关系是 $SS_{总} = SS_{区组} + SS_{处理} + SS_{误差}$。

4. 多组计量资料的比较不可以采用多次 t 检验，会增加犯Ⅰ型错误的概率。在满足应用条件的前提下应该首选方差分析，在此基础上再考虑样本均数的多重比较。

5. 方差分析中备择假设是多个总体均数不等或不全相等,拒绝原假设只说明多个总体均数总的来说差别有统计学意义,并不能说明任意两总体均数之间均有差别。因此,若希望进一步了解两两间的差别,需进行多重比较。

三、案例辨析题

1. 该资料的分析过程是错误的。这是一个完全随机设计案例,共分为 3 个组,错误地采用了多次 t 检验的方法,会增加 I 型错误的概率。

正确的分析思路:首选随机设计资料的方差分析。首先考察方差分析的前提条件是否满足,若满足,则直接采用完全随机设计的方差分析来处理此资料。按照设计的不同将总变异进行分解,分解为处理因素变异和误差变异两个部分。将处理部分的变异与误差部分比较,借助于假设检验基本思想,进而得出处理是否有效应的结论。若方差分析条件不满足,可以考虑非参数检验或者其他解决方案。

2. 本研究设计类型属于完全随机设计,共分为三组。分析三种处理结果是否有差别,若数据服从参数检验的前提条件(独立性、正态性、方差齐性),则首选完全随机设计的方差分析。若方差分析结果得到 $P < 0.05$,拒绝原假设,在此基础上进行均数间多重比较;若数据不服从检验条件,可选择非参数检验方法,如多组秩和检验,并在秩和检验的基础之上进一步进行多重比较。

四、综合分析题

1. 解:本题采用完全随机设计的方差分析。

表 7-5　三种方案治疗一个月后缺铁性贫血患者红细胞的升高数(10^2/L)

	一般疗法	一般疗法 + A1	一般疗法 + A2	合计
	0.81	1.32	2.35	
	0.75	1.41	2.50	
	0.74	1.35	2.43	
	0.86	1.38	2.36	
	0.82	1.40	2.44	
X	0.87	1.33	2.46	
	0.75	1.43	2.40	
	0.74	1.38	2.43	
	0.72	1.40	2.21	
	0.82	1.40	2.45	
	0.80	1.34	2.38	
	0.75	1.46	2.40	
n_i	12	12	12	36 (n)
$\sum X_i$	9.43	16.60	28.81	54.84 $(\sum X)$
$\bar{X_i}$	0.785 8	1.383 3	2.400 8	1.523 3 $(\bar{X})$
$\sum X_i^2$	7.438 5	22.982 8	69.228 1	99.649 4 $(\sum X^2)$

（1）方差分析

1）建立检验假设,确定检验水准

$H_0:\mu_1=\mu_2=\mu_3$,即三种方案治疗后缺铁性贫血患者红细胞升高数相同

$H_1:\mu_1、\mu_2、\mu_3$ 不全相同,即三种方案治疗后缺铁性贫血患者红细胞升高数不全相同

$\alpha=0.05$

2）计算检验统计量

$$SS_{总}=\sum(X-\overline{X})^2=\sum X^2-\frac{(\sum X)^2}{N}=99.6494-\frac{(54.84)^2}{36}=16.1098$$

$$\nu_{总}=N-1=36-1=35$$

$$SS_{组间}=\sum n_i(\overline{X}_i-\overline{X})^2$$
$$=12\times(0.7858-1.5233)^2+12\times(1.3833-1.5233)^2+12\times(2.4008-1.5233)^2$$
$$=16.0022$$

$$\nu_{组间}=k-1=3-1=2$$

$$SS_{组内}=SS_{总}-SS_{组间}=16.1098-16.0022=0.1076$$

$$\nu_{组内}=N-k=33$$

$$F=\frac{MS_{组间}}{MS_{组内}}=\frac{SS_{组间}/\nu_{组间}}{SS_{组内}/\nu_{组内}}=\frac{8.0011}{0.0033}=2424.5758$$

方差分析结果见表7-6。

表7-6　完全随机资料的方差分析表

变异来源	SS	ν	MS	F	P
总变异	16.1098	35			
组间变异	16.0022	2	8.0011	2424.5758	<0.01
组内变异	0.1076	33	0.0033		

3）确定 P 值,作出统计推断

查 F 界值表得 $P<0.05$,按 $\alpha=0.05$ 水准,拒绝 H_0,接受 H_1,差别有统计学意义,可以认为三种不同方案治疗后患者红细胞升高数的总体均数不全相同。

（2）用 SNK-q 法进行多重比较。

1）建立检验假设,确定检验水准

H_0:任一实验组与对照组的总体均数相同

H_1:任一实验组与对照组的总体均数不同

$\alpha=0.05$

2）计算检验统计量

首先将3个样本均数由大到小排列,并编组次:

组别	一般疗法 + A2	一般疗法 + A1	一般疗法
$\overline{X}_i$	2.4008	1.3833	0.7858
组次	1	2	3

$$MS_e = 0.003\ 3 \quad n_1 = n_2 = n_3 = 12$$

$$S_{\bar{X}_A - \bar{X}_B} = \sqrt{\frac{MS_e}{2}\left(\frac{1}{n_T} + \frac{1}{n_C}\right)} = \sqrt{\frac{0.003\ 3}{2} \times \left(\frac{1}{12} + \frac{1}{12}\right)} = 0.017$$

表 7 - 7　多个样本均数的 SNK - q 检验计算表

对比组 A 与 B	两均数之差 $\bar{X}_A - \bar{X}_B$	两均数之差 标准误 $S_{\bar{X}_A - \bar{X}_B}$	q	对比组内 包含组数 α	q 界值 0.05	P
(1)	(2)	(3)	(4) = (2)/(3)	(5)	(6)	(7)
1 与 3	1.615	0.017	95.000	3	3.58	< 0.05
1 与 2	1.018	0.017	59.853	2	2.95	< 0.05
2 与 3	0.598	0.017	35.147	2	2.95	< 0.05

3）确定 P 值,作出统计推断

根据表 7 - 7 中计算所得 q 值,以及 q 界值表中查阅的 q 界值,确定 P 值列于表中第（7）列。按 $\alpha = 0.05$ 水准,一般疗法 + A1 与一般疗法相比、一般疗法 + A2 与一般疗法相比、一般疗法 + A1 与一般疗法 + A2 相比疗效差别均有统计学意义。可以认为三种不同治疗方法治疗缺铁性贫血疗效均不同。

2. 解：

（1）配对 t 检验

1）建立检验假设,确定检验水准

$H_0 : \mu_d = 0$,即生理盐水组与枸杞多糖组肝中谷胱甘肽总体均数相等

$H_1 : \mu_d \neq 0$,即生理盐水组与枸杞多糖组肝中谷胱甘肽总体均数不等

$\alpha = 0.05$

2）计算检验统计量及确定 P 值

计算两组差值,见表 7 - 8。

表 7 - 8　两组大鼠肝中谷胱甘肽（GSH）的含量（mg/gprot）

对子	生理盐水组	枸杞多糖组	差值
1	65.48	70.08	4.60
2	31.25	39.04	7.79
3	53.28	67.59	14.31
4	44.61	52.58	7.97
5	73.35	79.12	5.77
6	55.17	56.55	1.38
7	57.34	66.89	9.55
8	38.58	42.15	3.57
9	78.25	83.05	4.80
10	42.31	45.48	3.17

根据差值计算统计量:

$\bar{d}=6.191, S_d=4.841$

$t=\dfrac{\bar{d}}{S_d/\sqrt{n}}=4.044, \nu=n-1=9,$

通过软件计算得到精确 P 值为: $P=0.003$。

3)作出统计推断

配对 t 检验结果, $P=0.003$, 按照 $\alpha=0.05$ 检验水准, 拒绝 H_0, 接受 H_1, 差异有统计学意义, 可认为生理盐水组与枸杞多糖组肝中谷胱甘肽总体均数不等, 枸杞多糖组肝中谷胱甘肽含量高于生理盐水组。

(2)区组设计的方差分析

1)建立检验假设,确定检验水准

处理组:

$H_0:\mu_1=\mu_2$, 即生理盐水组与枸杞多糖组肝中谷胱甘肽总体均数相等

$H_1:\mu_1\neq\mu_2$, 即生理盐水组与枸杞多糖组肝中谷胱甘肽总体均数不等

区组:

H_0:十个区组总体均数全相等,即肝中谷胱甘肽含量相同

H_1:十个区组总体均数不全相等,即肝中谷胱甘肽含量不全相同

$\alpha=0.05$

2)计算检验统计量

根据公式计算统计量,整理结果见方差分析表(表7-9)。

表7-9 随机区组设计方差分析表

变异来源	SS	ν	MS	F	P
总变异	4 541.886	19			
处理组	191.642	1	191.642	16.357	0.003
区 组	4 244.799	9	471.644	40.256	<0.001
误 差	105.445	9	11.716		

3)确定 P 值,作出统计推断

方差分析结果,处理组($P=0.003$)和区组($P<0.001$)均拒绝 H_0,可以认为生理盐水组与枸杞多糖组肝中谷胱甘肽总体均数不等;不同区组谷胱甘肽含量不全相同,即处理组和区组的总体均数中至少有两个不同。

(3)比较两者结果

比较配对 t 检验和区组设计方差分析结果,发现配对 t 检验 $P=0.003$,区组设计处理组间检验的 $P=0.003$,两者相等;处理组的 $F=16.357$,约等于 t 的平方($4.044^2=16.354$)。注意:理论上有 $F=t^2$,此处不等是由于计算的舍入误差。因此可以得出结论:对于同一资料,配对 t 检验与区组设计方差分析结果一致。

3. 解：

（1）应当先采用随机区组设计方差分析。对于处理因素,若分析结果拒绝 H_0,则进一步采用 Dunnett-t 法作组间的两两比较。

1）建立检验假设,确定检验水准

处理组：

H_0：四个总体均数全相等,即四个补钙剂量骨密度值相同

H_1：四个总体均数不全相等,即四个补钙剂量骨密度值不全相同

区组：

H_0：七个总体均数全相等,即不同年龄组骨密度值相同

H_1：七个总体均数不全相等,即不同年龄组骨密度值不全相同

$\alpha = 0.05$

2）计算检验统计量

$$SS_{总} = \sum (X - \overline{X})^2 = 22.182\,8$$

$$SS_{处理} = \sum n_i (\overline{X}_i - \overline{X})^2 = 3.317\,8$$

$$\nu_{处理} = k - 1 = 3$$

$$MS_{处理} = \frac{SS_{处理}}{\nu_{处理}} = \frac{3.317\,8}{3} = 1.105\,9$$

$$SS_{区组} = \sum n_j (\overline{X}_j - \overline{X})^2 = 13.598\,1$$

$$\nu_{区组} = b - 1 = 6$$

$$MS_{区组} = \frac{SS_{区组}}{\nu_{区组}} = \frac{13.598\,1}{6} = 2.266\,3$$

$$SS_{误差} = SS_{总} - SS_{处理} - SS_{区组} = 5.266\,9$$

$$\nu_{误差} = \nu_{总} - \nu_{处理} - \nu_{区组} = 18$$

$$MS_{误差} = \frac{SS_{误差}}{\nu_{误差}} = \frac{5.266\,9}{18} = 0.292\,6$$

方差分析结果见表 7 – 10。

表 7 – 10　随机区组设计方差分析表

变异来源	SS	ν	MS	F	P
总变异	22.182 8	27			
处理组	3.317 8	3	1.105 9	3.78	0.029 0
区　组	13.598 1	6	2.266 3	7.75	0.000 3
误　差	5.266 9	18	0.292 6		

多个样本均数间比较见表 7 – 11。

表 7-11 Dunnett-t 检验计算表

对比组 (1)	两均数之差 $\overline{X}_T - \overline{X}_C$ (2)	t_D (3) $= \dfrac{(2)}{0.289\,1}$	t_D 临界值		P
			0.05	0.01	
A 与 D	0.365 7	1.265 0	2.56	3.33	>0.05
B 与 D	0.792 9	2.742 6	2.56	3.33	<0.05
C 与 D	-0.074 3	0.257 0	2.56	3.33	>0.05

3）确定 P 值,作出统计推断

方差分析结果,处理组和区组均拒绝 H_0,可以认为四个补钙剂量和不同初始骨密度值不同,即处理组和区组的总体均数中至少有两个不同。多个均数间的两两比较,按 $\alpha = 0.05$ 水准,A 组、B 组、C 组三个实验组分别与 D 组对照组相比,只有 B 组与 D 组所对应 P 值小于 0.05,差别有统计学意义,剩余两组与 D 组相比 P 值均大于 0.05 差别没有统计学意义。

（2）若忽略区组因素,该资料按照完全随机设计进行方差分析,结果将会发生巨大变化,处理组间效应变得无统计学差异,方差分析结果如表 7-12 所示。

表 7-12 区组设计资料采用完全随机设计方差分析表

变异来源	SS	ν	MS	F	P
总变异	22.183	27			
处理组	3.318	3	1.106	1.407	0.265
误差	18.865	24	0.786		

（3）本研究设计属于随机区组设计,若采用完全随机设计的方差分析方法使得区组因素的变异没有被分解出来,使得区组因素（混杂因素）的效应未得到有效控制,导致检验效能降低,假阴性错误增大,即处理组间的效应在区组设计方差分析下有统计学意义（$P = 0.029$）,但在完全随机设计方差分析下没有统计学意义（$P = 0.265$）。结论:随机区组设计资料,应采用区组设计的方差分析,若采用完全随机设计的方差分析,会导致检验效能降低。

网上更多……

  例题的数据与程序

第八章 率与构成比比较的 χ^2 检验

【思考与练习】

一、最佳选择题

1. 下列哪项检验不适用 χ^2 检验
   A. 两样本均数的比较
   B. 两样本率的比较
   C. 多个样本构成比的比较
   D. 拟合优度检验

2. χ^2 值的取值范围为
   A. $-\infty < \chi^2 < +\infty$
   B. $0 \leqslant \chi^2 < +\infty$
   C. $\chi^2 \leqslant 1$
   D. $-\infty < \chi^2 \leqslant 0$

3. 分析四格表时,通常在什么情况下需用 Fisher 精确概率法
   A. $1 < T < 5$ 且 $n > 40$
   B. $T < 5$
   C. $T < 1$ 或 $n < 40$
   D. $T \leqslant 1$ 或 $n \geqslant 100$

4. 比较槟榔煎剂和米帕林对绦虫的驱虫效果,分别用两药对绦虫患者进行治疗,槟榔煎剂治疗 30 人,有效 23 人,米帕林治疗 30 人,有效 18 人。要比较两种药物疗效有无差别,宜选用的统计方法为
   A. 四格表卡方
   B. 四格表卡方(校正)
   C. 配对四格表卡方
   D. 配对四格表卡方(校正)

5. 行×列的自由度是
   A. 行数 -1
   B. 列数 -1
   C. (行数 -1) × (列数 -1)
   D. 样本含量 -1

6. 在 χ^2 界值表中,当自由度一定时, χ^2 越大, P 值
   A. 不变
   B. 越大
   C. 越小
   D. 等于卡方值

7. 关于配对 χ^2 检验,以下说法**错误**的是
   A. 检验不同组样本率是否不同
   B. 所检测的对象为已确定的病例或阳性样本
   C. 两种方法均认定为阳性或阴性的对象的数量不影响最后的统计学结论
   D. 不能判断两种方法检验结果的一致性

8. 关于行×列表 χ^2 检验,正确的应用场景必须是
   A. 不宜有格子其理论频数小于 5
   B. 不宜有格子其实际频数小于 5
   C. 不宜有 1/5 以上的格子其理论频数小于 5 或有一个格子理论频数小于 1

D. 不宜有 1/5 以上的格子其实际频数小于 5 或有一个格子实际频数小于 1

9. 四格表的周边合计不变,如果实际频数有变化,则理论频数

A. 不变
B. 增大
C. 减小
D. 随格子实际频数增减而增减

10. 做四格表卡方检验时,当 $N > 40$,且_____时,应使用连续性校正

A. $T < 5$
B. $T > 5$
C. $T < 1$
D. $1 \leq T < 5$

二、案例辨析题

某研究者欲比较 A、B 两种抗病毒药治疗病毒性感冒效果,将 30 例患者随机等分为两组,分别用 A、B 两药治疗。一个疗程后观察其治疗效果,结果见表 8-1,两组治疗有效的病例数分别为 12 人和 8 人。该研究者采用完全随机设计两样本率比较的 χ^2 检验,$\chi^2 = 4.286$,$\nu = 1$,查 χ^2 界值表,得 $P < 0.05$,按 $\alpha = 0.05$ 水准,拒绝 H_0,接受 H_1,差异有统计学意义,可以认为两种抗病毒药治疗病毒性感冒的疗效有差别,A 药有效率较高。该研究者的试验设计和统计分析是否合理?如不合理,请简述理由,并进行正确的统计分析。

表 8-1   A、B 两种抗病毒药治疗病毒性感冒的效果

组别	有效	无效	合计	有效率(%)
A 药	12	2	14	85.71
B 药	8	8	16	50.00

三、综合分析题

1. 某研究欲比较甲、乙两种药物治疗过敏性鼻炎的疗效,将 84 例患者随机等分成两组,一组采用甲药治疗,一组采用乙药治疗。7 天后观察各自疗效,甲药组 37 例有效,乙药组 29 例有效。

(1) 将资料整理成合理的表格形式。

(2) 该研究设计属于何种类型?资料属于何种类型?

(3) 欲比较甲、乙两药的疗效,宜选用什么统计方法?请写出具体的步骤。

2. 使用 CT 和 MRI 分别诊断已通过活检确诊的肝癌患者,以比较该两种方法的阳性率,其中两种方法均阳性者为 48,均阴性者为 5,CT 阳性者为 62 位,参与的患者总数为 88。试分析两种诊断方法阳性率有无差异。

(1) 将资料整理成合理的表格形式。

(2) 该研究设计属于何种类型?资料属于什么类型?

(3) 为达到研究目的,宜选用什么统计方法?请写出具体的步骤。

3. 某研究者欲比较甲、乙、丙 3 种方案治疗青光眼的有效率,将 120 例患者随机等分为 3 组,分别采用 3 种方案治疗,结果见表 8-2。问 3 种方案治疗青光眼的有效率有无差异?

表 8-2 三种方案治疗青光眼的效果

组别	有效	无效	合计	有效率(%)
甲	32	8	40	80.00
乙	27	13	40	67.50
丙	30	10	40	75.00
合计	89	31	120	74.17

4. 某研究者欲评价某药治疗牙周炎的疗效,将 68 例牙周炎患者随机等分为两组,试验组采用该新药治疗,对照组采用某已知阳性对照药治疗。一个疗程后观察疗效,结果见表 8-3。

表 8-3 两种药物治疗牙周炎的疗效

组别	痊愈	显效	无效	有效率(%)
试验组	24	2	8	76.47
对照组	16	8	10	70.59

(1) 若比较两药治疗牙周炎的疗效构成比有无差异,宜选用什么统计方法? 请写出具体的步骤。

(2) 若比较两药治疗牙周炎的有效率有无差异,宜选用什么统计方法?

(3) 若比较两药治疗牙周炎的疗效优劣有无差异,宜选用什么统计方法?

【习题解析】

一、最佳选择题

1. A   2. B   3. C   4. A   5. C   6. C   7. A   8. C   9. A   10. D

二、案例辨析题

该研究的试验设计和统计分析方法均存在不合理的地方。

试验设计方面:样本含量较小。该研究者在临床试验设计之初就应该严格按照临床试验设计要求,进行样本含量的估计,以保证足够的检验效能。此外,对于病毒性感冒,某些症状疗效的判断可能易受主观因素的影响,因此宜采用盲法。

统计分析方面:由于样本含量小于 40,不能采用 χ^2 检验,应采用四格表的确切概率法。具体步骤为:

1. 建立检验假设,确定检验水准

$H_0: \pi_1 = \pi_2$,即两种抗病毒药物治疗病毒性感冒的有效率相同

$H_1: \pi_1 \neq \pi_2$,即两种抗病毒药物治疗病毒性感冒的有效率不同

$\alpha = 0.05$

2. 计算检验统计量

在周边合计不变的条件下,以最小行、列合计所对应的格子为基础,其取值的变动范围为 0 ~ 最小周边合计。本例中,将 A 药治疗无效对应的格子的取值从 0 增至 10,可得到 11 个四格表,并按第 1 个格子由小到大排列,结果见表 8-4。

表 8 - 4　Fisher 确切概率法计算用表

序号 i	有效	无效	P_i
1	4 16	10 0	0.000 03
2	5 15	9 1	0.001 07
3	6 14	8 2	0.011 99
4	7 13	7 3	0.063 97
5	8 12	6 4	0.181 91
6	9 11	5 5	0.291 05
7	10 10	4 6	0.266 80
8	11 9	3 7	0.138 60
9 *	12 8	2 8	0.038 98
10	13 7	1 9	0.005 33
11	14 6	0 10	0.000 27

* 表 8 - 1 数据

按下式计算各种四格表的概率 P_i，见表 8 - 4 最后一列。

$$P_i = \frac{(a+b)!\ (c+d)!\ (a+c)!\ (b+d)!}{a!\ b!\ c!\ d!\ n!}$$

3. 确定 P 值，作出统计推断

将小于等于原四格表概率的所有四格表对应的概率相加，得到双侧概率

$$P_{双侧} = P_1 + P_2 + P_3 + P_9 + P_{10} + P_{11}$$
$$= 0.000\ 03 + 0.001\ 07 + 0.011\ 99 + 0.038\ 98 + 0.005\ 33 + 0.000\ 27$$
$$= 0.057\ 67$$

按 $\alpha = 0.05$ 水准，不拒绝 H_0，差异无统计学意义，尚不能认为两种抗病毒药治疗病毒性感冒的疗效有差别。

该结果与上述研究者的结论相反。因此，在统计分析时应注意所选方法的适用条件。

三、综合分析题

1. 解：

（1）资料整理后的表格见表 8 - 5。

表 8 – 5　甲、乙两种药物治疗过敏性鼻炎的疗效

组别	有效	无效	合计	有效率(%)
甲药	37	5	42	88.10
乙药	29	13	42	69.05
合计	66	18	84	78.57

（2）该研究属于完全随机设计，所得资料为二分类资料。

（3）由于该资料为分类资料，欲比较甲、乙两药的有效率，宜选用独立样本四格表的 χ^2 检验。具体步骤为：

1）建立检验假设，确定检验水准

$H_0 : \pi_1 = \pi_2$，即两种药物治疗过敏性鼻炎的有效率相同

$H_1 : \pi_1 \neq \pi_2$，即两种药物治疗过敏性鼻炎的有效率不同

$\alpha = 0.05$

2）计算检验统计量

本题中最小行、列合计对应的格子为采用甲药治疗无效者或乙药治疗无效者，其理论频数 $T = \dfrac{42 \times 18}{84} = 9 > 5$，故采用四格表专用公式：

$$\chi^2 = \frac{(ad - bc)^2 n}{(a+b)(c+d)(a+c)(b+d)} = \frac{(37 \times 13 - 5 \times 29)^2 \times 84}{(37+5)(29+13)(37+29)(5+13)}$$
$$= 4.525$$
$$\nu = 1$$

3）确定 P 值，作出统计推断

查 χ^2 界值表，得 $P < 0.05$，按 $\alpha = 0.05$ 水准，拒绝 H_0，接受 H_1，差异有统计学意义，可以认为两种药物治疗过敏性鼻炎的疗效不同，且甲药的有效率高于乙药。

2. 解：

（1）资料整理后的表格见表 8 – 6。

表 8 – 6　两种方法诊断肝癌的配对四格表

CT	MRI		合计
	阳性(+)	阴性(–)	
阳性(+)	48	14	62
阴性(–)	21	5	26
合计	69	19	88

（2）该研究属于配对设计，所得数据为分类资料。

（3）该资料为分类资料，欲比较两种方法的检出阳性率有无差异，宜选用配对四格表的 χ^2 检验。具体步骤为：

1）建立检验假设，确定检验水准

$H_0: B = C$,即两种方法的检出阳性率相同

$H_1: B \neq C$,即两种方法的检出阳性率不同

$\alpha = 0.05$

2）计算检验统计量

因为 $b + c = 35 < 40$,应采用配对四格表 χ^2 检验的校正公式:

$$\chi^2 = \frac{(\,|b - c|\, - 1)^2}{b + c} = \frac{(\,|21 - 14|\, - 1)^2}{21 + 14} = 1.029$$

$$\nu = 1$$

3）确定 P 值,做出统计推断

查 χ^2 界值表,得 $P > 0.05$,按 $\alpha = 0.05$ 水准,不拒绝 H_0,差异无统计学意义,尚不能认为两种方法检出阳性率有差异。

3. 解:本题资料为分类资料,欲比较 3 种方案治疗青光眼的有效率有无差异,宜选用独立样本 $R \times C$ 列联表的 χ^2 检验。具体步骤为:

（1）建立检验假设,确定检验水准

$H_0: \pi_1 = \pi_2 = \pi_3$,即 3 种方案治疗青光眼的有效率相同

$H_1:$ 3 种方案治疗青光眼的有效率不全相同

$\alpha = 0.05$

（2）计算检验统计量

最小理论频数 $T = 10.3$,故直接将数据代入独立样本 $R \times C$ 列联表 χ^2 检验的公式:

$$\chi^2 = n\left(\sum \frac{A^2}{n_R n_C} - 1 \right)$$

$$= 120 \times \left(\frac{32^2}{40 \times 89} + \frac{8^2}{40 \times 31} + \frac{27^2}{40 \times 89} + \frac{13^2}{40 \times 31} + \frac{30^2}{40 \times 89} + \frac{10^2}{40 \times 31} - 1 \right)$$

$$= 1.653$$

$$\nu = (R - 1)(C - 1) = (3 - 1)(2 - 1) = 2$$

（3）确定 P 值,做出统计推断

查 χ^2 界值表,得 $P > 0.10$,按 $\alpha = 0.05$ 水准,不拒绝 H_0,差异无统计学意义,尚不能认为 3 种方案治疗青光眼的有效率不同。

4. 解:

（1）该资料为分类资料,欲比较两药治疗牙周炎的疗效构成比有无差异,宜选用独立样本 $R \times C$ 列联表的 χ^2 检验。先将资料整理成表 8 - 7 形式。

表 8 - 7 两种药物治疗牙周炎的疗效构成比

组别	痊愈	显效	无效	合计
试验组	24(70.6)	2(5.9)	8(23.5)	34(100)
对照组	16(47.1)	8(23.5)	10(29.4)	34(100)
合计	40	10	18	68

（2）假设检验的具体步骤为:

1）建立检验假设，确定检验水准

H_0：两药治疗牙周炎的疗效构成比相同

H_1：两药治疗牙周炎的疗效构成比不同

$\alpha = 0.05$

2）计算检验统计量

最小理论频数 $T = 5$，故直接将数据带入独立样本 $R \times C$ 列联表 χ^2 检验的公式：

$$\chi^2 = n\left(\sum \frac{A^2}{n_R n_C} - 1 \right)$$

$$= 68 \times \left(\frac{24^2}{34 \times 40} + \frac{2^2}{34 \times 10} + \frac{8^2}{34 \times 18} + \frac{16^2}{34 \times 40} + \frac{8^2}{34 \times 10} + \frac{10^2}{34 \times 18} - 1 \right)$$

$$= 5.422$$

$$\nu = (R-1)(C-1) = (2-1)(3-1) = 2$$

3）确定 P 值，作出统计推断

查 χ^2 界值表，得 $P > 0.05$，按 $\alpha = 0.05$ 水准，不拒绝 H_0，差异无统计学意义，尚不能认为两药治疗牙周炎的疗效构成比不同。

（3）若要比较两药有效率有无差异，宜选用独立样本四格表的 χ^2 检验。按题意将资料整理成表 8-8 形式。

表 8-8　两种药物治疗牙周炎的疗效

组别	有效	无效	合计
试验组	26	8	34
对照组	24	10	34
合计	50	18	68

（4）若比较两药治疗牙周炎的疗效优劣，宜选用秩和检验。因为本题中治疗效果呈等级变化，由于 χ^2 检验未考虑"疗效"的等级顺序，因此经 χ^2 检验只能说明各处理效应的构成比是否有差别。而秩和检验考虑了"疗效"的等级顺序，用于比较疗效优劣比 χ^2 检验更合理。

网上更多……

🕮 例题的数据与程序

第九章 秩 和 检 验

【思考与练习】

一、最佳选择题

1. 配对设计样本差值的 Wilcoxon 符号秩检验,检验统计量秩和 T 为
   - A. 较大的秩和
   - B. 较小的秩和
   - C. 任意一个秩和
   - D. 差值为正组的秩和
   - E. 差值为负组的秩和

2. 配对设计秩和检验,若检验假设 H_0 成立,则
   - A. 差值为正的秩和与差值为负的秩和相差不会很大
   - B. 差值为正的秩和与差值为负的秩和可能相差很大
   - C. 差值为正的秩和与差值为负的秩和肯定相等
   - D. 正秩和的绝对值大于负秩和的绝对值
   - E. 正秩和的绝对值小于负秩和的绝对值

3. 在两样本比较的秩和检验中,实验组的观察值为 0,3,7,14,32,对照组的观察值为 0,0,2,4,4,8。编秩中两组数据中 0 的秩应编为
   - A. 1,2,3
   - B. 3,1.5,1.5
   - C. 2,2,2
   - D. 1,2.5,2.5
   - E. 不参加编秩

4. 符合 t 检验的定量资料如果采用秩和检验,不拒绝 H_0 时
   - A. Ⅰ型错误增大
   - B. Ⅱ型错误增大
   - C. Ⅰ型错误减少
   - D. Ⅱ型错误减少
   - E. Ⅱ型错误不变

5. 成组设计两样本比较的秩和检验,检验假设 H_0 为
   - A. 两总体均数相同
   - B. 两总体均数不同
   - C. 两总体中位数分布位置相同
   - D. 两总体中位数分布位置不同
   - E. 两总体秩和相同

6. 等级资料两组比较宜用
   - A. t' 检验
   - B. t 检验
   - C. 秩和检验
   - D. χ^2 检验
   - E. 方差分析

7. 定量资料多组比较,当各组总体方差不齐时宜选择
   - A. t 检验
   - B. χ^2 检验
   - C. Z 检验
   - D. H 检验
   - E. F 检验

8. 等级资料的秩和检验编制时,各等级平均秩次为
   - A. 该等级秩次范围的上限
   - B. 该等级秩次范围的下限

C. 该等级秩次范围的上、下限之差　　　D. 该等级秩次范围的上、下限之和

E. 该等级秩次范围的上、下限的均数

9. 两样本比较的秩和检验,不正确的叙述是

A. 两样本混合一起编秩　　　　　　　B. 编秩遇相同数值时取平均秩次

C. 以任意组的秩和作为检验统计量　　D. 样本量较大时可用正态近似法检验

E. 若拒绝 H_0,可认为两总体中位数分布位置有差别

10. 下列关于非参数检验的叙述不正确的是

A. 非参数检验不依赖于总体的分布类型

B. 非参数检验仅用于等级资料比较

C. 适合参数检验的资料采用非参数检验会降低检验效能

D. 非参数检验会损失部分样本信息

E. 秩和检验是一种非参数检验方法

11. 采用两种方法测定车间空气中的 CS_2 的含量(mg/m^3),10 个样品中只有 1 个样品用两法检测的结果相同,若已知正的秩次之和为 15,则负的秩次之和为

A. 30　　　　B. 35　　　　C. 40　　　　D. 50　　　　E. 55

12. 配对符号秩检验中,确定 P 值的方法为

A. T 值越大,P 值越大

B. T 值越大,P 值越小

C. T 值在界值范围内,P 值小于相应的概率

D. T 值在界值范围外,P 值小于相应的概率

E. T 值即 Z 值,查 Z 界值表

13. 假设检验是否选用非参数检验

A. 要根据研究目的和数据特征决定

B. 可在算出几个统计量和得出初步结论后进行选择

C. 要根据参数检验和非参数检验的 P 值大小来决定

D. 要根据样本含量大小决定

E. 要根据哪个计算简单、方便决定

14. 秩和检验不适合于

A. 正态分布且方差齐的资料　　　　　B. 偏态分布的资料

C. 半定量资料　　　　　　　　　　　D. 有过大值或过小值的资料

E. 总体分布不清楚的资料

15. 两组定量资料比较,若已知 n_1 和 n_2 均小于30,总体方差不齐且呈极度偏态分布,宜采用

A. t 检验　　B. t' 检验　　C. χ^2 检验　　D. 方差分析　　E. 秩和检验

16. 完全随机设计两组比较的秩和检验,检验统计量 T 通常为

A. 较小的秩和　　　　　　　　　　　B. 较大的秩和

C. 样本含量较小组的秩和　　　　　　D. 样本含量较大组的秩和

E. 任取一组的秩和均可

17. 某医师做了一个配对秩和检验,$n=10$,$T_+=15$,$T_-=40$,查 T 界值表:概率为 0.05 的 T

界值为 8 ~ 47，则 P 值为

　　A. $P > 0.05$　　　　　　B. $P < 0.05$　　　　　　C. $P = 0.05$

　　D. $P \leqslant 0.05$　　　　　E. 条件不足无法判断

18. 在针刺麻醉下对肺癌、肺脓肿、肺结核三组患者进行肺切除手术，效果分Ⅰ、Ⅱ、Ⅲ和Ⅳ四个等级，分析三组患者的治疗效果有无差别，宜用

　　A. 四格表资料 χ^2 检验　　B. 方差分析　　　　　　　C. H 秩和检验

　　D. t 检验　　　　　　　　E. $R \times C$ 列联表资料的 χ^2 检验

19. 设配对设计资料变量值分别为 X_1 和 X_2，则其秩和检验的编秩方法为

　　A. 把 X_1 和 X_2 的差值从小到大编秩

　　B. 把 X_1 和 X_2 的差值的绝对值从小到大编秩

　　C. 把 X_1 和 X_2 混合在一起从小到大编秩

　　D. 把 X_1 和 X_2 的绝对值混合在一起从小到大编秩

　　E. 把 X_1 和 X_2 分别各自编秩

20. 指出下列五个秩和检验的结果哪个是不正确的

　　A. 配对定量资料 $n = 12$，$T_+ = 7$，$T_- = 71$，查 $T_{0.05} = 13 \sim 65$，$P < 0.05$

　　B. 配对定量资料 $n = 8$，$T_+ = 12$，$T_- = 24$，查 $T_{0.05} = 3 \sim 33$，$P < 0.05$

　　C. 两组定量资料 $n_1 = 12$，$n_2 = 10$，$T_1 = 173$，$T_2 = 80$，查 $T_{0.05} = 84 \sim 146$，$P < 0.05$

　　D. 两组定量资料 $n_1 = 10$，$n_2 = 10$，$T_1 = 55$，$T_2 = 155$，查 $T_{0.05} = 78 \sim 132$，$P < 0.05$

　　E. 两组定量资料 $n_1 = 9$，$n_2 = 13$，$T_1 = 58$，$T_2 = 195$，查 $T_{0.05} = 73 \sim 134$，$P < 0.05$

二、案例辨析题

1. 某医师欲对 12 名患者使用恩氟醚麻醉前后的血清乳酸脱氢酶（LDH）活性（μ/L）进行比较，采用成组比较 t 检验进行统计分析，数据及结果如表 9 - 1，请问统计分析是否合理？提出你认为合理的分析方法。

表 9 - 1　某医师的数据分析结果

	N	LDH 活性（μ/L）
麻醉前	12	224.17 ± 68.85
麻醉后	12	284.17 ± 109.29

2. 某儿科医生比较甲、乙、丙三种药物治疗小儿腹泻的疗效，将 379 名小儿腹泻患者随机分为三组，分别采用甲、乙、丙三种药物治疗，结果见表 9 - 2。

表 9 - 2　三种药物治疗小儿腹泻的疗效比较

疗效	甲药	乙药	丙药	合计
痊愈	175	5	1	181
显效	95	55	5	155
进步	64	6	30	100
无效	45	35	6	86
合计	379	101	42	522

对于上述资料,该医生采用 $R \times C$ 表 χ^2 检验,得 $\chi^2 = 176.271$, $P < 0.001$,可认为三种药物的疗效有差别。该结论是否正确,为什么?

3. 研究者观察评价慢性鼻窦炎筛窦黏膜的形态变化,得到表 9 - 3 结果。为比较两组人群在病理分级上的差别是否具有统计学意义,研究者采用独立样本比较的 t 检验, $t = 3.267$, $P = 0.001$,认为鼻窦炎人群的病理评分高于对照组。请你评价该研究者采用的统计分析方法是否妥当?

表 9 - 3　两组人群筛窦黏膜骨质标本黏膜病理分级比较($\bar{x} \pm s$)

组别	例数	病理分级				平均分级
		0	1	2	3	
鼻窦炎组	40	1	18	9	22	2.30 ± 0.88
对照组	16	1	10	3	2	1.38 ± 0.81

4. 为研究 A 药治疗原发性骨质疏松性腰背痛的疗效,研究团队将 248 名原发性骨质疏松性腰背痛患者按随机原则等分为两组,试验组服用 A 药,对照组服用 B 药,12 个月后根据相关标准评定疗效,所得结果见表 9 - 4。

表 9 - 4　两种药物治疗原发性骨质疏松性腰背痛的疗效比较

分组	显效	有效	无效	合计	治疗有效率*(%)
A 药	88	23	13	124	89.5
B 药	33	41	50	124	59.7
合计	121	64	63	248	74.6

*治疗有效:显效 + 有效。

根据上述资料,该研究团队一个研究者采用 $R \times C$ 表的 χ^2 检验进行分析,得到 χ^2 值为 51.793, $P < 0.001$,故认为两组的疗效差异有统计学意义,试验组优于对照组。而另一个研究者则认为可以直接比较两组的有效率,采用四格表资料 χ^2 检验, $\chi^2 = 29.130$, $P < 0.001$,可认为试验组的有效率高于对照组。第 3 个研究者则认为上述两组统计分析方法不妥,疗效为等级资料,最好采用两独立样本的秩和检验,得到 $Z = 7.139$, $P < 0.001$,两组疗效的差异有统计学意义。3 个研究者争论不休,请你给他们一个合理的解释。

三、综合分析题

1. 为观察某种放射线对皮肤的损伤程度,每只家兔用 A 和 B 两种方式分别照射身体两个部位,损伤程度以评分值(非正态)表示,分值愈大表示损伤愈严重,观察数据见表 9 - 5。请问 A、B 两种照射方式对皮肤的损伤程度有无差异?

表 9 - 5　两种照射方式对皮肤损伤程度测定结果

编号	1	2	3	4	5	6	7	8	9	10	11	12
A 照射	39	42	51	43	55	45	22	48	40	45	40	49
B 照射	55	54	55	47	53	63	52	44	48	55	32	57

2. 已知某地正常人尿氟含量的中位数为 2.15 mmol/L。现在该地某厂随机抽取 12 名工人，测得尿氟含量(mmol/L)如下：2.15，2.10，2.20，2.12，2.42，2.52，2.62，2.72，3.00，3.18，3.87，5.67。试问该厂工人的尿氟含量是否高于当地正常人？

3. 某实验室观察局部温热治疗小鼠移植肿瘤的疗效，以生存天数作为观察指标，实验结果如表 9-6，问局部温热治疗小鼠移植肿瘤是否可延长小鼠生存天数？

表 9-6　局部温热治疗小鼠移植肿瘤的生存天数观察结果

局部温热	10	12	15	15	16	17	18	20	23	>60	
空白对照	2	3	4	5	6	7	8	9	10	11	12	13

4. 随机抽取部分人群，测定血浆总皮质醇值(10^2 nmol/L，非正态)，数据见表 9-7。请问三种不同人群的血浆总皮质醇测定值有无差别？

表 9-7　三种人群的血浆总皮质醇测定值(10^2 nmol/L)

健康人	单纯性肥胖	皮质醇增多症
0.11	0.17	2.70
0.52	0.33	2.81
0.61	0.55	2.92
0.69	0.66	3.59
0.77	0.86	3.86
0.86	1.13	4.08
1.02	1.38	4.30
1.08	1.63	4.30
1.27	2.04	5.96
1.92	3.75	9.62

5. 护理研究心理干预在纤维支气管镜检查术中的作用，将接受支气管镜检查的符合纳入和排除标准的 80 名患者随机分为两组，一组进行常规的检查前护理，另一组在常规护理基础上增加心理护理和健康教育，观察和评价患者的恐惧反应。数据如表 9-8。请问心理干预是否可以缓解患者的恐惧反应？

表 9-8　两组患者的恐惧心理观测结果

组别	例数	无恐惧	轻度恐惧	一般恐惧	强烈恐惧
心理干预	39	28	5	3	3
常规护理	41	13	9	10	9
合计	80	41	14	13	12

6. 为评价皮质激素雾化吸入长期控制治疗对儿童哮喘急性发作时临床治疗的疗效，某医师

收集近一年三种不同治疗情况下哮喘患儿的疗效资料,数据见表9－9,请问三种不同治疗情况下疗效是否存在差异?

表9－9 三种不同治疗情况下哮喘患儿的疗效

疗效	未吸入激素	不规则吸入激素	规则吸入激素
控制	8	8	15
显效	8	8	10
好转	12	4	5
无效	8	4	0
合计	36	24	30

【习题解析】

一、最佳选择题

1. C　2. A　3. C　4. B　5. C　6. C　7. D　8. E　9. C　10. B
11. A　12. D　13. A　14. A　15. E　16. C　17. A　18. C　19. B　20. B

二、案例辨析题

1. 该资料为定量资料,麻醉前后比较,数据分析按照配对设计进行分析,不能采用两组比较的统计分析方法,麻醉前后数据的差值可能不服从正态分布,则采用配对设计的符号秩和检验。若差值没有严重偏离正态分布,则 t 检验具有一定稳健性,可以采用配对 t 检验

2. 该结论不正确。本题为单向有序资料,采用 χ^2 检验只能说明各组的效应在分布上有无不同而不能说明各组效应的平均水平有无差别,比较三种药物的疗效(等级资料)应采用 Kruskal-Wallis H 秩和检验。

3. 研究者采用的统计分析方法不妥,因为两组的黏膜病理分级为0、1、2、3,为等级评分,不宜直接计算两组的平均评分,而应采用两组等级数据比较的秩和检验。

4. 两组的疗效比较,设计类型为完全随机设计,疗效数据为显效、有效及无效,为等级数据,两组等级数据的比较宜采用两独立样本比较的秩和检验,第1个研究者采用 $R \times C$ 表的 χ^2 检验,统计推断的目的仅能说明两组疗效的构成分布是否存在差异。而第2个研究者采用四格表资料的 χ^2 检验,可说明两组的总体有效率有无差别,但不能说明疗效是否存在差异,将"显效"与"有效"合并为"有效",计算有效率,一定程度上损失数据信息。第3个研究者采用秩和检验可说明两组的疗效是否存在差异。

三、综合分析题

1. 解:该资料为定量资料(非正态分布),设计类型为配对设计,可采用配对设计符号秩和检验。假设检验步骤如下:

(1) 建立检验假设,确定检验水准

H_0:两种照射方式对身体的损伤程度评分差值的总体中位数为零

H_1:两种照射方式对身体的损伤程度评分差值的总体中位数不为零

$\alpha = 0.05$

（2）计算检验统计量

计算检验统计量 T 值见表 9 - 10。

表 9 - 10 检验统计量 T 值计算结果

编号	A 照射 (1)	B 照射 (2)	差值 (2) - (1)	差值 绝对值	正差值 秩次	负差值 秩次
1	39	55	16	16	10	-
2	42	54	12	12	9	-
3	51	55	4	4	3	-
4	43	47	4	4	3	-
5	55	53	-2	2	-	1
6	45	63	18	18	11	-
7	22	52	30	30	12	-
8	48	44	-4	4	-	3
9	40	48	8	8	6	-
10	45	55	10	10	8	-
11	40	32	-8	8	-	6
12	49	57	8	8	6	-
					$T_+ = 68$	$T_- = 10$

（3）确定 P 值，作出统计推断

由 $n = 12$，$T = 68$ 或 $T = 10$，查配对比较的符号秩和检验用 T 界值表得 $0.02 < P < 0.05$，按 $\alpha = 0.05$ 检验水准，拒绝 H_0，接受 H_1，差别有统计学意义，可以认为两种照射方式对身体的损伤程度有差异，B 照射对身体的损伤程度大于 A 照射。

2. 解：该资料为定量资料，属于单一样本与总体中位数比较，尿氟含量分布一般为非正态分布，可采用符号秩和检验。假设检验步骤如下：

（1）建立检验假设，确定检验水准

H_0：该厂工人的尿氟含量中位数等于 2.15

H_1：该厂工人的尿氟含量中位数大于 2.15

单侧检验　$\alpha = 0.05$

（2）计算检验统计量

检验统计量 T 值计算结果见表 9 - 11。

表 9 - 11 检验统计量 T 值计算结果

尿氟含量(mmol/L)	差值	正差值秩次	负差值秩次
2.15	0	-	-
2.10	-0.05		2.5
2.20	0.05	2.5	
2.12	-0.03		1
2.42	0.27	4	

续表

尿氟含量(mmol/L)	差值	正差值秩次	负差值秩次
2.52	0.37	5	
2.62	0.47	6	
2.72	0.57	7	
3.00	0.85	8	
3.18	1.03	9	
3.87	1.72	10	
5.67	3.52	11	
合计	–	62.5(T_+)	3.5(T_-)

(3) 确定 P 值,作出推断

由 $n=11$,$T=3.5$ 或 $T=62.5$,查配对比较的符号秩和检验用 T 界值表,得单侧 $P<0.005$。按照 $\alpha=0.05$ 水准,拒绝 H_0,接受 H_1,差异有统计学意义,可认为该厂工人尿氟含量高于当地正常人。

3. 解:生存天数为定量资料,两独立样本比较,存在不确定数据“ >60”,故采用两样本比较的 Wilcoxon 秩和检验。假设检验步骤如下:

(1) 建立检验假设,确定检验水准

H_0:局部温热治疗与对照小鼠生存天数的总体分布位置相同

H_1:局部温热治疗与对照小鼠生存天数的总体分布位置不同

$\alpha=0.05$

(2) 计算检验统计量

统计量 T 值计算结果见表 9 – 12。

表 9 – 12 检验统计量 T 值计算结果

局部温热		空白对照	
生存天数(1)	秩次(2)	生存天数(3)	秩次(4)
10	9.5	2	1.0
12	12.5	3	2.0
15	15.5	4	3.0
15	15.5	5	4.0
16	17.0	6	5.0
17	18.0	7	6.0
18	19.0	8	7.0
20	20.0	9	8.0
23	21.0	10	9.5
60	22.0	11	11.0
		12	12.5
		13	14.0
$n_1=10$	$T_1=170$	$n_2=12$	$T_2=83$

（3）确定 P 值，作出统计推断

由 $n_1 = 10, n_2 - n_1 = 2, T = 170$，查两样本比较秩和检验用 T 界值表，得 $P < 0.01$。按 $\alpha = 0.05$ 水准拒绝 H_0，接受 H_1，差别有统计学意义，可认为局部温热治疗与对照小鼠生存天数的总体分布位置不同。局部温热治疗小鼠平均秩次（$170/10 = 17$）大于对照小鼠平均秩次（$83/12 = 6.92$），故可认为局部温热治疗小鼠的生存天数高于对照小鼠。

4. 解：资料为定量资料，多组独立样本的比较，作方差齐性检验，方差不齐（$P < 0.05$），采用 Kruskal-Wallis H 秩和检验进行分析。假设检验步骤如下：

（1）建立检验假设，确定检验水准

H_0：三种不同人群的血浆总皮质醇测定值的总体分布位置相同

H_1：三种不同人群的血浆总皮质醇测定值的总体分布位置不全相同

$\alpha = 0.05$

（2）计算检验统计量

统计量 T 值计算结果见表 9 - 13。

表 9 - 13　检验统计量 T 值计算结果

健康人		单纯性肥胖		皮质醇增多症	
血浆总皮质醇值	秩次	血浆总皮质醇值	秩次	血浆总皮质醇值	秩次
（1）	（2）	（3）	（4）	（5）	（6）
0.11	1.0	0.17	2.0	2.70	20.0
0.52	4.0	0.33	3.0	2.81	21.0
0.61	6.0	0.55	5.0	2.92	22.0
0.69	8.0	0.66	7.0	3.59	23.0
0.77	9.0	0.86	10.5	3.86	25.0
0.86	10.5	1.13	14.0	4.08	26.0
1.02	12.0	1.38	16.0	4.30	27.5
1.08	13.0	1.63	17.0	4.30	27.5
1.27	15.0	2.04	19.0	5.96	29.0
1.92	18.0	3.75	24.0	9.62	30.0
R_i	96.5	–	117.5	–	251.0
n_i	10	–	10	–	10
$\bar{R}_i$	9.65	–	11.75	–	25.10

（3）确定 P 值，作出统计推断

当组数或各组例数超出 H 界值表时，由于 H_0 成立时 H 值近似地服从 $\nu = k - 1$ 的 χ^2 分布，此时可由 χ^2 界值表得到 P 值。

$$H = \frac{12}{30 \times 31}\left(\frac{96.5^2}{10} + \frac{117.5^2}{10} + \frac{251.0^2}{10}\right) - 3 \times 31 = 18.130$$

本题以 $\nu = 2, \chi^2 \approx H = 18.130$，查 χ^2 界值表，得 $P < 0.001$。按 $\alpha = 0.05$ 水准拒绝 H_0，接受 H_1，差别有统计学意义，可认为三种不同人群的血浆总皮质醇测定值的总体分布位置不同。

若要具体回答三种不同人群的血浆总皮质醇测定值每两种之间是否有差别,还需进一步做两两比较。

5. 解:该资料为等级资料,属于成组设计,可采用两样本比较的秩和检验。假设检验步骤如下:

(1) 建立检验假设,确定检验水准

H_0:两组患者的恐惧心理观测结果的总体分布位置相同

H_1:两组患者的恐惧心理观测结果的总体分布位置不同

$\alpha = 0.05$

(2) 计算检验统计量

两组患者的恐惧心理观测结果秩和计算结果见表9 - 14。

表9 - 14　两组患者的恐惧心理观测结果秩和计算结果

恐惧反应	人数		合计	秩次范围	平均秩次	秩和	
	心理干预	常规护理				心理干预	常规护理
无恐惧	28	13	41	1 ~ 41	21	588	273
轻度恐惧	5	9	14	42 ~ 55	48.5	242.5	436.5
一般恐惧	3	10	13	56 ~ 68	62	186	620
强烈恐惧	3	9	12	69 ~ 80	74.5	223.5	670.5
合计	39(n_1)	41(n_2)	80	—	—	1 240(T_1)	2 000(T_2)

$n_1 = 39$, $n_2 = 41$,检验统计量$T = 1 240$。利用正态近似法,计算Z值。因资料中相同秩次较多,需作校正。

$$Z = \frac{|1\ 240 - 39 \times (80 + 1)/2| - 0.5}{\sqrt{39 \times 41 \times (80 + 1)/12}} = -3.273$$

$$C = 1 - \frac{(41^3 - 41) + (14^3 - 14) + (13^3 - 13) + (12^3 - 12)}{80^3 - 80} = 0.855\ 3$$

$$Z_C = \frac{-3.273}{\sqrt{0.855\ 3}} = -3.539$$

(3) 确定T值,作出统计推断

查t界值表中$\nu = \infty$行,得$P < 0.001$,按$\alpha = 0.05$水准,拒绝H_0,接受H_1,差异有统计学意义,可认为两组患者的恐惧心理观测结果的总体分布位置不同。

心理干预组平均秩次(1 240/39 = 31.79),常规护理组平均秩次(2 000/41 = 48.78),故可认为常规护理组的恐惧心理高于心理干预组。

6. 解:该资料为等级资料,属于成组设计,可采用成组设计多个样本比较的秩和检验(H检验)。假设检验步骤如下:

(1) 建立检验假设,确定检验水准

H_0:三种疗法治疗哮喘患儿的疗效的总体分布位置相同

H_1:三种疗法治疗哮喘患儿的疗效的总体分布位置不全相同

$\alpha = 0.05$

（2）计算检验统计量

三种疗法的秩和检验计算结果见表 9 – 15。

表 9 – 15　不同治疗方法的秩和检验计算结果

疗效	人数			合计	秩次范围	平均秩次	秩和		
	A 法	B 法	C 法				A 法	B 法	C 法
控制	8	8	15	31	1 ~ 31	16	128	128	240
显效	8	8	10	26	32 ~ 57	44.5	356	356	445
好转	12	4	5	21	58 ~ 78	68	816	272	340
无效	8	4	0	12	79 ~ 90	84.5	676	338	0
合计	36	24	30	90	–	–	1 976	1 094	1 025

* 备注：A = 未吸入激素；B = 不规则吸入激素；C = 规则吸入激素。

计算检验统计量 H 值，因相同秩次较多，需校正统计量。

$$H = \frac{12}{90 \times (90 + 1)} \left(\frac{1\,976^2}{36} + \frac{1\,094^2}{24} + \frac{1\,025^2}{30} \right) - 3 \times (90 + 1) = 10.295\,9$$

$$C = 1 - \frac{(31^3 - 31) + (26^3 - 26) + (21^3 - 21) + (12^3 - 12)}{90^3 - 90} = 0.920\,1$$

$$H_C = \frac{10.295\,9}{0.920\,1} = 11.190$$

（3）确定 P 值，作出统计推断

查 χ^2 界值表，$\nu = 2$，$H = 11.190$，得 $P < 0.001$，按 $\alpha = 0.05$ 水准，拒绝 H_0，接受 H_1，差异有统计学意义，可认为三种疗法治疗哮喘儿童的疗效有差别，结合三组平均秩次可认为规则吸入激素治疗疗效较好。

若要具体回答三种治疗方法治疗哮喘患儿的疗效每两种之间是否有差别，还需进一步做两两比较。

网上更多……

📧 例题的数据与程序

第十章　线性相关与回归

【思考与练习】

一、最佳选择题

1. 对于一组服从双变量正态分布的资料,经线性相关分析得相关系数 $r > 0$,若对该资料拟合回归直线,其回归系数

    A. $b > 0$　　　　　　　B. $b < 0$　　　　　　　C. $b = 0$

    D. $-1 < b < 1$　　　　　E. $b > 1$

2. 一组服从双变量正态分布的资料,经线性相关分析得相关系数 $r = -1$,则有

    A. $SS_\text{总} = SS_\text{残}$　　　　　B. $SS_\text{残} = SS_\text{回}$　　　　　C. $SS_\text{总} = SS_\text{回}$

    D. $MS_\text{残} = MS_\text{回}$　　　　E. $MS_\text{总} = MS_\text{回}$

3. 线性回归中 x 与 y 的标准差相等时,以下正确的是

    A. $b = a$　　　B. $b = r$　　　C. $b = 1$　　　D. $r = 1$　　　E. $a = 1$

4. 若线性回归系数 $b = 0$,则一定有

    A. 截距等于 0　　　　　　B. 截距等于 $\bar{y}$　　　　　C. $SS_\text{残}$ 等于 0

    D. $SS_\text{总}$ 等于 0　　　　　E. $SS_\text{残}$ 等于 $SS_\text{回}$

5. 两组服从双变量正态分布的资料,若两样本 $b_1 = b_2$,$n_1 > n_2$,则有

    A. $r_1 > r_2$　　　　　　　B. $r_1 < r_2$　　　　　　　C. $t_{b1} = t_{b2}$

    D. $t_{b1} = t_{r1}$　　　　　　E. $t_{r1} = t_{r2}$

6. 最小二乘法的原理是各观测点

    A. 距回归直线的纵向距离相等　　　　B. 距回归直线的纵向距离平方和最小

    C. 距回归直线的纵向距离最小　　　　D. 距回归直线的垂直距离相等

    E. 距回归直线的垂直距离平方和最小

7. 线性回归分析中,按直线方程 $\hat{y} = 0.004 + 0.058\,8x$,代入两点绘制回归直线,以下选项中正确的是

    A. 所有实测点都应在回归直线上　　　　B. 所绘回归直线必过点 $(\bar{x}, \bar{y})$

    C. 回归直线必过原点　　　　　　　　　D. x 的取值范围为 $[-1, 1]$

    E. 实测值与估计值之差的平方和必小于零

8. 同一资料进行线性回归与线性相关分析时,下列说法正确的是

    A. $\rho = 0$ 时,则 $r = 0$　　　B. $|r| > 0$ 时,则 $b > 0$　　　C. $r < 0$ 时,则 $b > 0$

    D. $r < 0$ 时,则 $b < 0$　　　E. $|b| \leqslant 1$

9. Pearson 积矩相关系数的假设检验,其自由度为

A. $n-1$　　　　B. $n-2$　　　　C. $2n-1$　　　　D. $2(n-1)$　　　　E. n

10. 线性相关分析中,若$|r|>r_{0.05,\nu}$,则可认为两变量之间

A. 有一定关系　　　　　　　　　　　　B. 不存在线性相关关系

C. 有线性相关关系　　　　　　　　　　D. 有线性相关关系,且为正相关

E. 有线性相关关系,且为负相关

二、思考题

1. 两变量间的关联性是否可解释为因果关系?

2. 相关系数r经假设检验有统计学意义,且得到的P值很小,是否表示两变量间一定有很强的线性关系?

3. 试述建立线性回归方程的步骤及散点图的作用。

4. 简述线性相关和线性回归的区别与联系。

5. 对回归系数进行假设检验可以采用哪些方法?

三、案例辨析题

1. 为研究年龄(岁)与牙齿 AKP 活性之间的关系,某医生在其接诊的患者中随机抽取 281 例,按年龄分为三组进行观测,测量各患者牙齿的 AKP 活性,如表 10 – 1 所示。问年龄与牙齿 AKP 活性之间有无关系?

表 10 – 1　281 例患者年龄与牙齿 AKP 活性的分布

年龄	AKP 活性			合计
	—	+	+ +	
<31	5	17	36	58
31 ~	2	34	54	90
51 ~	24	97	12	133
合计	31	148	102	281

按照 $R \times C$ 表的 χ^2 检验结果,得 $\chi^2 = 84.533$,$P < 0.005$,故按 $\alpha = 0.05$ 水准,拒绝 H_0,可认为不同年龄患者的 AKP 活性不同,两者之间有关系。以上分析正确吗?

2. 某研究采用火箭电泳法对已知浓度的标准血清进行测量,其 IgA 浓度($\mu g/mL$)和火箭电泳高度(mm)如表 10 – 2 所示。研究者据此数据建立直线回归方程,用于测定未知样品血清中的 IgA 浓度。

表 10 – 2　标准品的 IgA 浓度($\mu g/mL$)和火箭电泳高度(mm)

标准品的 IgA 浓度 x	火箭电泳高度 y
0.5	3.5
0.5	3.7
1.0	6.4
1.0	6.6
2.0	10.2
2.0	10.3

续表

标准品的 IgA 浓度 x	火箭电泳高度 y
4.0	13.1
4.0	13.3
6.0	16.2
6.0	16.4
10.0	19.4
10.0	20.1

采用最小二乘法建立线性回归方程，得到 $\hat{y} = 5.335 + 1.599x$，经假设检验得 $P < 0.001$，故此回归方程可用于测定未知样品血清中的 IgA 含量。以上分析正确吗？

四、综合分析题

1. 为研究某病成年男性患者血浆清蛋白含量与血红蛋白含量的关系，某医生测得 10 名患者血浆清蛋白含量(g/L)及血红蛋白含量(g/L)见表 10 - 3 所示，试分析两者是否有关联。

表 10 - 3　10 名某病成年男性患者的血浆清蛋白含量(x)及血红蛋白含量(y)

编号	清蛋白含量(g/L)	血红蛋白含量(g/L)
1	36	119
2	37	121
3	39	128
4	38	127
5	36	121
6	35	119
7	34	111
8	34	109
9	35	109
10	34	105

2. 为了研究女大学生胸围(cm)与肺活量(L)的关系，随机抽取某高校一年级女大学生 15 名，测量其胸围与肺活量数据如表 10 - 4 所示。

表 10 - 4　15 名一年级女大学生的胸围(cm)与肺活量(L)

学生编号	胸围 x	肺活量 y
1	76.50	2.51
2	83.90	2.82
3	78.30	2.60
4	88.40	3.35
5	77.10	2.53
6	81.70	2.80
7	78.30	2.76
8	74.80	1.91

续表

学生编号	胸围 x	肺活量 y
9	76.70	1.98
10	79.40	2.58
11	83.00	3.34
12	90.30	3.57
13	85.90	3.11
14	82.60	2.98
15	80.90	2.88

（1）试建立肺活量 y 与胸围 x 的回归方程。

（2）用两种方法对回归系数进行假设检验。

（3）计算总体回归系数的 95% 置信区间。

3. 为研究肺癌患者肺组织中的 DNA 加合物含量（个/10^8 核苷酸）与吸烟的关系，某研究者用"放射性核素标记法"测定了 12 名肺癌患者肺组织中 DNA 加合物含量（y），并调查其每日吸烟量（x），结果如表 10-5 所示。

表 10-5　肺组织中 DNA 加合物含量（个/10^8 核苷酸）与每日吸烟量（支/天）

x	5	5	10	15	15	15	20	20	20	25	25	30
y	9.26	3.17	6.34	14.92	7.78	12.00	9.70	15.66	12.40	11.40	17.20	19.34

（1）问该资料有无可疑的离群点？

（2）试建立线性回归方程来分析肺组织中 DNA 加合物含量 y 与每日吸烟量 x 之间的关系。

【习题解析】

一、最佳选择题

1. A　　2. C　　3. B　　4. B　　5. D　　6. B　　7. B　　8. D　　9. B　　10. C

二、思考题

1. 两变量关联性分析的目的在于推断从某一总体中随机抽取的同一份样本观测出的两个变量间是否存在关联性，以及这种关联性的密切程度如何。关联性只反映变量间数量上的关系，但数量上的关联并不表示专业上的因果关系，是否确为因果关系还需结合专业知识、因果逻辑上的时间先后顺序等作进一步判定。

2. P 值越小，说明越有理由拒绝 H_0，犯 I 型错误的概率越小。相关系数 r 经假设检验有统计学意义且得到非常小的 P 值，表示有足够的理由认为两变量总体相关系数 $\rho \neq 0$，只能定性回答两变量是否存在线性相关，并非意味着其线性相关的强度。若要定量回答相关性的强弱，需结合相关系数 r 的大小和总体相关系数 ρ 的置信区间来说明。

3. 建立线性回归方程的步骤：①绘制自变量与因变量的散点图，观察两变量是否有直线趋势及可疑的离群点；②利用最小二乘法计算回归系数 b 及截距 a，得到样本回归方程；③对回归系数进行假设检验。在此过程中应当注意考察资料是否满足模型假设条件,即因变量与自变量的关系是否为线性、误差是否服从正态分布且方差相等、各观测值是否独立等。通过散点图可以初步考察两变量间是否有线性关系及识别可能的离群值。

4. 区别:①资料要求上:线性相关要求 x、y 服从双变量正态分布,两者无主次之分;而线性回归要求 y 在给定某个 x 值时服从正态分布,x 须为可精确测量和严格控制的值。②应用上:说明两变量间相互关系用相关,此时两变量的关系是平等的;而说明因变量 y 对自变量 x 在数量上的依存关系则用线性回归分析。③意义上:相关系数 r 说明两变量线性相关的方向与密切程度,回归系数 b 表示 x 每改变一个单位时,y 的平均改变量。④计算:$r = l_{xy}/\sqrt{l_{xx}l_{yy}}$,$b = l_{xy}/l_{xx}$。⑤取值范围:$-1 \leqslant r \leqslant 1$, $-\infty < b < \infty$。⑥r 没有单位,b 有单位。

联系:①对于服从双变量正态分布的同一组数据,既可作线性相关分析又可作线性回归分析,计算出的 b 与 r 符号一致。②相关系数与回归系数的假设检验等价。③对于服从双变量正态分布的同一组资料,其相关系数 r 和回归系数 b 可以相互换算:$r = \dfrac{bS_x}{S_y}$。④用回归可以解释相关,$R^2 = \dfrac{SS_{回}}{SS_{总}}$。

5. 有以下方法:方差分析、回归系数的 t 检验、计算总体回归系数的置信区间。若资料服从双变量正态分布,除上述方法外,因为相关系数与回归系数的假设检验等价,还可采用相关系数的 t 检验、计算总体相关系数的置信区间等方法来推断总体回归关系是否成立。

三、案例辨析题

1. 该案例是对同一份样本(总体)的两个分类变量之间的关联性进行分析。由于两个分类变量均为有序分类变量,其数值顺序不能互换,故不能选用独立性 χ^2 检验和计算列联系数分析,更不能用 χ^2 的同质性检验结果来代替(尽管两者的计算公式一致,但是两者的研究目的不一致),若用 Spearman 秩相关分析,得 $r_s = -0.487$,$P < 0.001$。

2. 要进行线性回归分析,首先应绘制自变量与因变量的散点图,观察两变量是否有直线趋势。如图 10-1 所示,两变量散点呈曲线趋势,不宜直接进行线性回归分析。

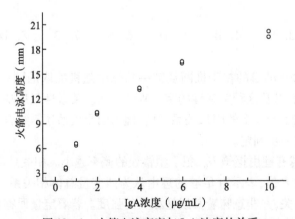

图 10-1　火箭电泳高度与 IgA 浓度的关系

因此直接用原始数据建立线性回归方程得到 $\hat{y} = 5.335 + 1.599x$ 不正确。对自变量进行对数变换,令 $x' = \ln(x)$,再观察 y 与 x' 的散点图,如图 10 - 2 所示,可见对数转换后其直线趋势较为明显。

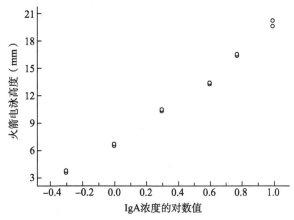

图 10 - 2　火箭电泳高度与 IgA 浓度对数值的关系

　　建立 y 与 x' 的线性回归方程,$\hat{y} = 6.737 + 12.259x'$,对回归系数进行检验,得 $P < 0.001$,回归方程有统计学意义。进一步检查两次回归的决定系数,直接以 IgA 浓度为自变量时,$R^2 = 0.911$,而以 IgA 浓度的对数值为自变量时 $R^2 = 0.989$,拟合效果有所增加。此案例强调了线性回归分析之前绘制散点图的重要性。

四、综合分析题

1. 解:

（1）由散点图(略)结合两个变量的正态性检验,可进行线性相关分析。

分别算出

$$l_{xx} = \sum x^2 - (\sum x)^2/n = 27.6$$
$$l_{yy} = \sum y^2 - (\sum y)^2/n = 568.9$$
$$l_{xy} = \sum xy - (\sum x \sum y)/n = 114.8$$

$$r = \frac{l_{xy}}{\sqrt{l_{xy}l_{yy}}} = 0.916$$

说明该病成年男性患者血浆清蛋白含量与血红蛋白含量呈正相关关系。

（2）检验相关是否具有统计学意义

1）建立检验假设,确定检验水准

$H_0: \rho = 0$,即血浆清蛋白含量与血红蛋白含量之间无线性相关关系

$H_1: \rho \neq 0$,即血浆清蛋白含量与血红蛋白含量之间有线性相关关系

$\alpha = 0.05$

2）计算检验统计量

$$t_r = \frac{r}{\sqrt{\dfrac{1 - r^2}{n - 2}}} = \frac{0.916}{\sqrt{\dfrac{1 - 0.916^2}{10 - 2}}} = 6.458$$

$$\nu = n - 2 = 8$$

3）确定 P 值,作出统计推断

查 t 界值表,得 $P < 0.001$,按 $\alpha = 0.05$ 水准,拒绝 H_0,接受 H_1,可以认为该病成年男性患者血浆清蛋白含量与血红蛋白含量呈正相关关系。

2. 解:

（1）建立肺活量 y 与胸围 x 的回归方程

1）作两变量之间的散点图。以胸围为横坐标,肺活量为纵坐标绘制散点图,散点呈直线趋势,故可进行线性回归分析。

2）由样本数据计算如下统计量

$$\bar{x} = 81.186\,67, \bar{y} = 2.781\,33$$
$$l_{xx} = \sum x^2 - (\sum x)^2/n = 289.737\,37$$
$$l_{yy} = \sum y^2 - (\sum y)^2/n = 3.028\,57$$
$$l_{xy} = \sum xy - (\sum x \sum y)/n = 26.622\,27$$

3）计算回归系数 b 及截距 a

$$b = \frac{l_{xy}}{l_{xx}} = 0.091\,88, \quad a = \bar{y} - b\bar{x} = -4.678\,10$$

4）得线性回归方程为:$\hat{y} = -4.678\,10 + 0.091\,88x$

（2）对回归系数进行假设检验

方法一:采用方差分析对回归系数进行假设检验

1）建立检验假设,确定检验水准

$H_0:\beta = 0$,即胸围与肺活量之间无线性回归关系

$H_1:\beta \neq 0$,即胸围与肺活量之间有线性回归关系

$\alpha = 0.05$

2）计算检验统计量

$$SS_{总} = \sum (y - \bar{y})^2 = l_{yy} = 3.028\,57$$
$$SS_{残} = \sum (y - \hat{y})^2 = 0.582\,41$$
$$SS_{回} = SS_{总} - SS_{残} = 3.028\,57 - 0.582\,41 = 2.446\,16$$
$$F = \frac{MS_{回}}{MS_{残}} = \frac{SS_{回}/\nu_{回}}{SS_{残}/\nu_{残}} = \frac{2.446\,16/1}{0.582\,41/13} = 54.601$$

3）确定 P 值,作出统计推断

$\nu_1 = \nu_{回} = 1$,$\nu_2 = \nu_{残} = n - 2 = 13$,查 F 界值表,$F_{\alpha(\nu_1,\nu_2)} = F_{0.01(1,13)} = 9.07$,得 $P < 0.01$,按 $\alpha = 0.05$ 水准,拒绝 H_0,回归方程有统计学意义,可以认为女大学生的胸围与肺活量之间有线性回归关系。

方法二:采用 t 检验对回归系数进行假设检验

1）建立检验假设,确定检验水准

$H_0:\beta = 0$,即胸围与肺活量之间无线性回归关系

$H_1:\beta \neq 0$,即胸围与肺活量之间有线性回归关系

$\alpha = 0.05$

2）计算检验统计量

$$S_{y \cdot x} = \sqrt{\frac{SS_{残}}{n-2}} = \sqrt{\frac{0.582\,41}{15-2}} = 0.211\,66$$

$$S_b = \frac{S_{y \cdot x}}{\sqrt{l_{xx}}} = \frac{0.211\,66}{\sqrt{289.737\,37}} = 0.012\,435$$

$$t_b = \frac{b}{S_b} = \frac{0.091\,88}{0.012\,435} = 7.389$$

3）确定 P 值，作出统计推断

$\nu = 13$，查 t 界值表，得 $P < 0.001$，按 $\alpha = 0.05$ 水准，拒绝 H_0，回归方程有统计学意义，可认为女大学生的胸围与肺活量之间有线性回归关系。

（3）计算总体回归系数的 95% 置信区间

由以上计算结果可知 $b = 0.091\,88$，$S_b = 0.012\,435$，$\nu = 13$，查 t 界值表得 $t_{0.05/2,13} = 2.160$。回归系数 β 的 95% 置信区间为：

$$(0.091\,88 - 2.160 \times 0.012\,435, 0.091\,88 + 2.160 \times 0.012\,435) = (0.065\,02, 0.118\,74)$$

3. 解：

（1）以每日吸烟量为横坐标，DNA 加合物含量为纵坐标绘制散点图，散点呈直线趋势，不存在离群点，故可进行线性回归分析。

（2）建立 DNA 加合物含量 y 与每日吸烟量 x 的回归方程

由样本数据计算如下统计量：

$$\bar{x} = 17.083, \bar{y} = 11.597\,5$$

$$l_{xx} = \sum x^2 - (\sum x)^2/n = 672.916\,7$$

$$l_{yy} = \sum y^2 - (\sum y)^2/n = 242.024\,0$$

$$l_{xy} = \sum xy - (\sum x \sum y)/n = 318.962\,5$$

计算回归系数 b 及截距 a：

$$b = \frac{l_{xy}}{l_{xx}} = 0.474, \quad a = \bar{y} - b\bar{x} = 3.500$$

得线性回归方程为：$\hat{y} = 3.500 + 0.474x$

采用方差分析对回归系数进行假设检验：

1）建立检验假设，确定检验水准

$H_0 : \beta = 0$，即 DNA 加合物含量与每日吸烟量之间无线性回归关系

$H_1 : \beta \neq 0$，即 DNA 加合物含量与每日吸烟量之间有线性回归关系

$\alpha = 0.05$

2）计算检验统计量

$$SS_{总} = \sum (y - \bar{y})^2 = l_{yy} = 242.024\,0$$

$$SS_{残} = \sum (y - \hat{y})^2 = 90.835\,8$$

$$SS_{回} = SS_{总} - SS_{残} = 242.024\,0 - 90.835\,8 = 151.188\,2$$

$$F = \frac{MS_{回}}{MS_{残}} = \frac{SS_{回}/\nu_{回}}{SS_{残}/\nu_{残}} = \frac{151.188\,2/1}{90.835\,8/10} = 16.644$$

3）确定 P 值,作出统计推断

$\nu_1 = \nu_回 = 1, \nu_2 = \nu_残 = n - 2 = 10$,查 F 界值表,得 $P < 0.01$,按 $\alpha = 0.05$ 水准拒绝 H_0,回归方程有统计学意义,可以认为肺癌患者肺组织中 DNA 加合物含量与每日吸烟量之间有线性回归关系。

网上更多……

🅔 例题的数据与程序

第十一章　生　存　分　析

【思考与练习】

一、最佳选择题

1. 生存分析的效应变量是
   - A. 正态分布变量
   - B. 生存时间和结局变量
   - C. 生存时间
   - D. 结局变量
   - E. 以上都不对

2. 下列哪个不是生存资料的特点
   - A. 包含结局和发生结局的时间两方面的信息
   - B. 结局为两分类互斥事件
   - C. 一般需通过随访观察收集
   - D. 获得的资料分布类型往往由于失访而不确定
   - E. 分析时主要考虑事件出现的时间长短

3. 下列生存时间不是完全数据的是
   - A. 开始化疗到死亡的时间
   - B. 手术至复发的时间
   - C. 患者开始服药到治愈的时间
   - D. 观察开始至失访的时间
   - E. 开始体育锻炼到体重达标的时间

4. 关于膀胱癌化疗的随访资料做生存分析,可当做删失值处理的是
   - A. 死于膀胱癌
   - B. 死于交通意外
   - C. 死于其他肿瘤
   - D. 与观察对象失去联系
   - E. B、C、D 均可

5. 下面关于"死亡事件"的叙述,正确的是
   - A. 泛指处理措施失败或失效的特征事件
   - B. 特指引起生物体死亡的事件
   - C. 一般是研究者在资料分析阶段确定的
   - D. 导致观察对象中途退出的事件
   - E. 导致观察对象意外死亡的事件

6. 下面关于"生存率"的叙述,正确的是
   - A. 与死亡概率相对应,等于 1 减去死亡概率
   - B. 指观察对象在某时段内存活的概率
   - C. 复发率和缓解率不可能作为生存率
   - D. 指观察对象能存活到某时刻的概率
   - E. 若资料存在删失值,则无法计算生存率

7. 某研究者收集了 20 例急性白血病患者药物诱导后缓解至首次复发的随访记录,见表 11 – 1。

表 11 - 1   急性白血病患者药物诱导后缓解至首次复发的随访记录

编号	缓解日期	终止观察日期	结局	生存时间/天
1	2014. 04. 01	2014. 09. 06	复发	158
2	2014. 11. 05	2015. 02. 05	死亡	91
3	2014. 07. 15	2014. 12. 10	复发	147
4	2014. 05. 20	2014. 08. 25	失访	96
5	2014. 09. 03	2014. 12. 31	缓解	119
…	…	…	…	…

生存时间属删失数据的有

    A. 1 号和 3 号   B. 1 号和 2 号   C. 2 号、4 号和 5 号

    D. 2 号、3 号和 4 号   E. 1 号、2 号和 3 号

8. 下列有关对数秩检验的描述中正确的是

    A. 对数秩检验是各组生存率某时间点的比较

    B. 对数秩检验是各组生存率的整体比较

    C. 对数秩检验属生存曲线比较的参数法

    D. 对数秩检验中,各组实际死亡数必等于理论死亡数

    E. 对数秩检验的自由度为 1

9. 生存曲线的纵坐标是

    A. 生存率   B. 中位随访时间   C. 中位生存时间

    D. 50% 生存概率   E. 年龄

10. 生存曲线纵坐标取值为 0. 5 所对应点的横坐标为

    A. 生存率   B. 中位随访时间   C. 中位生存时间

    D. 50% 生存概率   E. 平均年龄

二、思考题

1. 简述生存率与生存概率的区别与联系。

2. 生存分析的主要用途及其常用统计分析方法有哪些?

3. 生存资料中,删失数据的含义及其出现的原因是什么?

4. 简述生存率估计的 Kaplan-Meier 法和寿命表法的相同点和不同点。

三、案例辨析题

1. 某医生采用手术治疗了 100 例肺癌患者,在术后 1、2、3 年的死亡人数分别是 10、10、10 例,无删失数据,求得逐年的生存率依次为第一年(100 - 10)/100 = 0.900、第二年(90 - 10)/90 = 0.889、第三年(80 - 10)/80 = 0.875。该医生计算是否正确?

2. 某研究欲比较化疗药物紫杉醇和奥沙利铂对晚期胃癌的疗效,将 18 例晚期胃癌患者随机分为两组,甲组采用紫杉醇,乙组采用奥沙利铂治疗,从治疗开始日开始随访,随访 10 个月,结果甲组中有 2 例患者分别在 5 个月和 8 个月时失访,乙组中有 1 例于 6 个月时死于意外事故,如表 11 - 2 所示。

表 11 - 2　两种化疗药物治疗后的生存时间比较

组别	例数	治疗后 X 月生存例数（人）							$\bar{X}$	t 值	P 值
		4	5	6	7	8	9	10			
甲组	9	9	7*	6	5	3*	2	1	7.71 ± 1.80	0.841	0.415
乙组	9	8	6	5#	4	1	1	0	6.87 ± 2.03		

* 分别有 1 例失访；# 有 1 例死于意外事故。

为比较两种疗法的疗效是否有差别，该医生将失访和死于其他原因的患者删除后采用 t 检验比较了两组的平均生存月数，结果 $P > 0.05$，结论为"两种药物治疗晚期胃癌患者的生存时间差别无统计学意义，不能认为两种化疗药物治疗晚期胃癌患者的疗效有差别"。该研究人员选用的统计分析方法合适吗？

四、综合分析题

1. 某医生对 15 例接受唑来膦酸治疗的肺癌骨转移患者进行随访，生存时间（月）如下：

3,4,7+,9,10,11+,13,15,17+,18,18+,19,20,20+,22

试估计各时点的生存率及其标准误，中位生存时间，并绘制生存曲线。

2. 某医院对 2014—2016 年间初次诊断为非霍奇金淋巴瘤的 336 例患者进行随访，得资料见表 11 - 3 第(1)—(4)栏。

表 11 - 3　336 例初次诊断为非霍奇金淋巴瘤初次接受治疗后的生存时间（月）

序号	治疗后存活月数	期初观察人数	病死人数	删失人数	校正期初观察人数	死亡概率	生存概率	生存率	生存率的标准误
k	t_k	L_k	D_k	C_k	N_k	q_k	p_k	$\hat{S}(t_k)$	$SE[\hat{S}(t_k)]$
(1)	(2)	(3)	(4)	(5)	(6)	(7)	(8)	(9)	(10)
1	0 ~	336	35	0					
2	6 ~	301	43	11					
3	12 ~	247	26	28					
4	18 ~	193	34	22					
5	24 ~	137	19	32					
6	30 ~	86	6	33					
7	36 ~	47	3	36					
8	42 ~	8	1	7					

(1) 请计算各个时点的校正的期初观察人数、死亡概率、生存概率、生存率及其标准误，填入表 11 - 3 的第(6)—(10)列中。

(2) 请解释 p_3 的含义。

(3) 请计算 3 年生存率及其 95% 置信区间，并说明其意义。

(4) 请计算中位生存时间并绘制生存曲线。

3. 某医生想分析乙型肝炎后肝硬化治疗中核苷类药物的效果，将 2005 年 2 月—2007 年 2 月收治的 20 例乙型肝炎后肝硬化患者随机分为两组，每组 10 例。一组给予常规治疗（包括实施降酶、护肝和利胆治疗），另一组在常规治疗的基础上增加了口服恩替卡韦药物治疗，随访其生存情况，随访资料如下：

常规疗法组　12,25,50$^+$,68,70,79$^+$,83$^+$,91$^+$,104$^+$,114

增加口服恩替卡韦药物组　9,19,27,31,35,47$^+$,48,58,82$^+$,93

试比较两疗法的疗效有无差别。

【习题解析】

一、选择题

1. B　　2. E　　3. D　　4. E　　5. A　　6. D　　7. C　　8. B　　9. A　　10. C

二、思考题

1. 生存率和生存概率区别主要表现在定义和意义两方面，详见表 11 - 4。

表 11 - 4　生存率和生存概率的区别

指标	定　义	意　义
生存率 $\hat{S}(t_k)$	指 0 时刻存活的个体在 t_k 时刻仍然存活的可能性	从 0 到 t_k 多个时间段的累积概率
生存概率（p_k）	指某个时段开始时存活的个体到该时段结束时仍然存活的可能性	是单个时段的概率

生存率和生存概率的联系主要表现在有删失数据时生存率的计算上。

若无删失数据，生存率可以采用如下公式计算：

$$\hat{S}(t_k) = P(T \geq t_k) = \frac{t_k \text{ 时刻仍存活的例数}}{\text{观察总例数}}$$，其中 T 为观察对象的存活时间。

若有删失数据，对上式中的分母分时段进行校正后，生存率采用如下公式计算：

$$\hat{S}(t_k) = P(T \geq t_k) = p_1 \times p_2 \times \cdots \times p_k$$，其中 p_k 是观察对象在第 k 个时段的生存概率。

2. 生存分析在生物医学领域主要解决如下问题：

（1）描述生存过程：即根据一组生存数据估计它们所来自的总体的生存率及其他一些有关指标。例如根据白血病化疗后的缓解时间资料，估计不同时间的缓解率、缓解率曲线及中位生存时间。估计生存率常用 Kaplan-Meier（K - M）法和寿命表法。

（2）比较生存曲线：即比较不同受试对象生存数据的相应指标是否有差别。最常见的是比较各组的生存率是否有差别，例如比较不同方案治疗白血病的缓解率曲线，以了解哪种治疗方案较优。生存曲线比较常用 log-rank 检验和 Breslow 检验。

（3）影响因素分析：其目的是研究影响生存率的因素，或在排除一些因素影响的情况下，研究某个或某些因素对生存率的影响。通常以生存时间和结局作为因变量，以其影响因素，如年龄、性别、使用药物等作为自变量，拟合生存分析模型。例如，为改善白血病患者的预后，应了解影响患者预后的主要因素，包括患者的年龄、病程、白细胞计数、化疗方案等。影响因素分析常用 Cox 回归。

3. 生存资料中的删失是指观察过程的终止不是由于终点事件，而是由其他原因引起的。删失数据是起始事件到删失所经历的时间,即得不到个体确切的生存时间,习惯上在生存时间右上角标注"+"表示。出现删失数据的原因主要有:①观察对象失访:指与观察对象失去联系,如信访无回音、电话采访不应答、上门采访找不到人等;②退出:指死于非研究因素或非处理因素,如死于车祸、死于其他疾病等;③随访结束时对象仍存活:指研究设计规定的观察时限已到而终止观察,但研究对象仍然存活;④治疗措施改变。

4. 两种方法的相同点:两种方法均属于非参数估计方法,在计算期初例数的时候均利用了右删失数据(指试验个体在观察终止前一直存活或工作,其失效或死亡发生在观察终止之后的删失数据)的部分信息。两种方法的不同点:K-M法常用于各个观察对象有具体生存时间的资料,而寿命表法常用于随访结果没有每个观察对象确切的生存时间,只有某年或某月的观察人数、死亡人数和删失人数,即只能获得按随访时间分组的频数表资料。

三、案例辨析题

1. 因为无删失数据,该医生计算的是各年的生存概率而不是逐年的生存率。生存概率是单位时间内的存活概率,而生存率是某时间段内累积存活概率,生存率是生存概率的累积结果。因此,各年的生存概率依次为:第一年$(100-10)/100=0.900$、第二年$(90-10)/90=0.889$、第三年$(80-10)/80=0.875$。

而1年生存率$\hat{S}(1)=0.900$,2年生存率$\hat{S}(2)=0.900\times0.889=0.800$,3年生存率$\hat{S}(3)=0.900\times0.889\times0.875=0.700$。

2. 该研究人员选用t检验不合适。本资料属于生存资料,甲组中有2例患者分别在5个月和8个月时失访,乙组中有1例于6个月时死于意外事故,均属于删失数据,生存时间的总体分布类型不明确,不满足t检验的应用条件(服从正态分布且方差齐),也不适合采用均数和标准差进行统计描述。因此,采用t检验对该资料进行统计分析不合适。

对于本资料的分析宜采用对数秩检验。对数秩检验的基本步骤如下:

(1)建立检验假设,确立检验水准

H_0:两种化疗药物治疗晚期胃癌的效果相同

H_1:两种化疗药物治疗晚期胃癌的效果不同

$\alpha=0.05$

(2)计算检验统计量

1)将两组患者按照生存时间统一从小到大排序,并标明生存时间,见表11-5第(1)(2)栏。

2)根据表11-2列出的数据,计算两组各个时点的期初病例数和实际死亡数,首先计算甲组的期初病例数和实际死亡数。

例如对甲组,在5个月时,期初病例数为9,有1例失访,生存例数为7,则实际死亡数是1,而到了6个月时,期初病例数为$9-2=7$,存活数为6,则实际死亡数是1,余下几个月的死亡人数依此类推。然后,采用相同方法计算乙组的期初病例数和实际死亡数。最后,计算两组合计的期初病例数和实际死亡数。以上结果列入表11-5的第(3)—(8)栏。

3)求两组各时点的理论死亡数,甲组各时点的实际死亡数$(d_{甲k})$对应的理论死亡数为$T_{甲k}=n_{甲k}\times d_k/n_k$,乙组各时点的死亡数$d_{乙k}$对应的理论死亡数为$T_{乙k}=n_{乙k}\times d_k/n_k$见表11-5第(9)(10)栏。

表 11 – 5　对数秩检验计算表

序号	生存时间(月) t_i	期初病例数(人)			实际死亡数(人)			理论死亡数(人)	
		甲 $n_{甲k}$	乙 $n_{乙k}$	合计 n_k	甲 $d_{甲k}$	乙 $d_{乙k}$	合计 d_k	甲 $T_{甲k}$	乙 $T_{乙k}$
(1)	(2)	(3)	(4)	(5)	(6)	(7)	(8)	(9) = (3)×(8)/(5)	(10) = (4)×(8)/(5)
1	4	9	9	18	0	1	1	0.500 0	0.500 0
2	5	9	8	17	1	2	3	1.588 2	1.411 8
3	6	7	6	13	1	0	1	0.538 5	0.461 5
4	7	6	5	11	1	1	2	1.090 9	0.909 1
5	8	5	4	9	2	3	5	2.777 8	2.222 2
6	9	2	1	3	0	0	0	0	0
7	10	2	1	3	1	1	2	1.333 3	0.666 7
合计	–	–	–	–	6	8	14	7.828 7	6.171 3

4) 求出甲、乙两组理论死亡数的合计值分别为 7.828 7、6.171 3。将以上结果总结为表 11 – 6。

表 11 – 6　对数秩检验总结表

组别	实际死亡数 A	理论死亡数 T
甲组	6	7.828 7
乙组	8	6.171 3

$$\chi^2 = \sum \frac{(A-T)^2}{T} = \frac{(6-7.828\ 7)^2}{7.828\ 7} + \frac{(8-6.171\ 3)^2}{6.171\ 3} = 0.969\ 1$$

$$\nu = 2 - 1 = 1$$

(3) 确定 P 值,作出统计推断

查 χ^2 界值表,得 $P > 0.05$,按 $\alpha = 0.05$ 水准,不拒绝 H_0,差别无统计学意义,尚不能认为两种化疗药物的效果不同。

四、综合分析题

1. 解:该资料观察例数较少,各个观察对象有具体生存时间,宜采用乘积极限法(Kaplan-Meier 法)进行统计描述。

具体步骤如下:

(1) 将随访结果中的生存时间列入表中并计算各个时点的死亡数、期初病例数、死亡概率等,详见表 11 – 7 中(1)—(6)列;

(2) 估计生存率和生存率的标准误,详见表 11 – 7 中(7)(8)列。

表 11 -7 乘积极限法估计生存率计算表

序号	生存时间	死亡数	期初病例数	死亡概率	生存概率	生存率	标准误
k	t_k	d_k	n_k	q_k	p_k	$\hat{S}(t_k)$	$SE[\hat{S}(t_k)]$
(1)	(2)	(3)	(4)	(5)	(6)	(7)	(8)
1	3	1	15	1/15	1 − 1/15	0.933 3	0.064 4
2	4	1	14	1/14	1 − 1/14	0.866 7	0.087 7
3	7^+	0	13	0/13	1 − 0/13	0.866 7	0.087 7
4	9	1	12	1/12	1 − 1/12	0.794 4	0.106 1
5	10	1	11	1/11	1 − 1/11	0.722 2	0.118 5
6	11^+	0	10	0/10	1 − 0/10	0.722 2	0.118 5
7	13	1	9	1/9	1 − 1/9	0.642 0	0.129 7
8	15	1	8	1/8	1 − 1/8	0.561 7	0.136 1
9	17^+	0	7	0/7	1 − 0/7	0.561 7	0.136 1
10	18	1	6	1/6	1 − 1/6	0.468 1	0.142 0
11	18^+	0	5	0/5	1 − 0/5	0.468 1	0.142 0
12	19	1	4	1/4	1 − 1/4	0.351 1	0.147 0
13	20	1	3	1/3	1 − 1/3	0.234 1	0.136 9
14	20^+	0	2	0/2	1 − 0/2	0.234 1	0.136 9
15	22	1	1	1/1	1 − 1/1	0.000 0	0.000 0

（3）采用内插法计算中位生存时间

估计中位生存时间在 15 ~ 18 个月之间,采用内插法计算:

$(15 - 18):(15 - t) = (0.561\ 7 - 0.468\ 1):(0.561\ 7 - 0.500\ 0)$

得中位生存时间 $t = 16.98$ 个月。

（4）绘制生存曲线

所绘制生存曲线见图 11 - 1。

2. 解:该资料观察例数较多,没有各个观察对象的具体生存时间,获得的是按随访时间分组的频数表资料,宜采用寿命表进行统计描述。

（1）计算各个时点校正的期初观察人数、死亡概率、生存概率、生存率及其标准误,填入表 11 - 3 的第(6)—(10)列中,新表见表 11 - 8。

例如,"6 ~"表示治疗后满 6 个月但未满 12 个月,此期间期初观察人数 L_2 为 301 人,病死人数 D_2 为 43 人,删失人数 C_2 为 11 人,校正人数等于期初观察人数减去当期删失人数的一半,即 $N_2 = L_2 - C_2/2 = 301 - 11/2 = 295.5$。

死亡概率 $q_2 = D_2/N_2 = 43/295.5 = 0.145\ 5$。

则生存概率 $p_2 = 1 - q_2 = 1 - 0.145\ 5 = 0.854\ 5$。

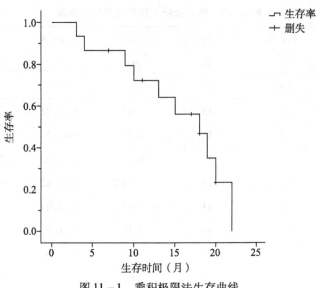

图 11 – 1 乘积极限法生存曲线

治疗后满 6 个月但未满 12 个月的生存率 $\hat{S}(t_2) = p_1 \cdot p_2 = 0.895\,8 \times 0.854\,5 = 0.765\,5$;此生存率的标准误为：

$$SE[\hat{S}(t_2)] = \hat{S}(t_2)\sqrt{\frac{q_1}{p_1 \cdot N_1} + \frac{q_2}{p_2 \cdot N_2}} = 0.765\,5 \times \sqrt{\frac{0.104\,2}{0.895\,8 \times 336} + \frac{0.145\,5}{0.854\,5 \times 295.5}} = 0.023\,2$$

表 11 – 8 336 例初次诊断为非霍奇金淋巴瘤初次接受治疗后的生存时间(月)

序号	初次治疗后存活月数	期初观察人数	病死人数	删失人数	校正期初观察人数	死亡概率	生存概率	生存率	生存率的标准误
k	t_k	L_k	D_k	C_k	N_k	q_k	p_k	$\hat{S}(t_k)$	$SE[\hat{S}(t_k)]$
(1)	(2)	(3)	(4)	(5)	(6)	(7)	(8)	(9)	(10)
1	0 ~	336	35	0	336	0.104 2	0.895 8	0.895 8	0.016 7
2	6 ~	301	43	11	295.5	0.145 5	0.854 5	0.765 5	0.023 2
3	12 ~	247	26	28	233	0.111 6	0.888 4	0.680 1	0.026 0
4	18 ~	193	34	22	182	0.186 8	0.813 2	0.553 0	0.028 9
5	24 ~	137	19	32	121	0.157 0	0.843 0	0.466 2	0.030 4
6	30 ~	86	6	33	69.5	0.086 3	0.913 7	0.425 9	0.031 9
7	36 ~	47	3	36	29	0.103 4	0.896 6	0.381 9	0.037 4
8	42 ~	8	1	7	4.5	0.222 2	0.777 8	0.297 0	0.080 3

(2) p_3 是指接受初次治疗后满 12 个月的非霍奇金淋巴瘤患者今后 6 个月生存的可能性,从表 11 – 8 中可以看出 $p_3 = 0.888\,4$。

(3) 3 年生存率应该是指非霍奇金淋巴瘤患者接受治疗后生存满 36 个月的概率,从表 11 – 8

中可以看出 $\hat{S}(t_6) = 0.425\,9$，即非霍奇金淋巴瘤患者接受治疗后生存满 36 个月的概率为 42.59%。

3 年生存率的 95% 置信区间为：

下限　$\hat{S}(t_3) - 1.96SE[\hat{S}(t_3)] = 0.425\,9 - 1.96 \times 0.031\,9 = 0.363\,4$

上限　$\hat{S}(t_3) + 1.96SE[\hat{S}(t_3)] = 0.425\,9 + 1.96 \times 0.031\,9 = 0.488\,4$

即非霍奇金淋巴瘤患者接受治疗后 3 年生存率的 95% 置信区间为 36.34% ~ 48.84%。

（4）从表 11 - 8 中可以看出，中位生存时间在 24 ~ 30 个月之间，可采用内插法计算中位生存时间，$(24 - 30):(24 - t) = (0.553\,0 - 0.466\,2):(0.553\,0 - 0.5)$

$$t = 24 - \frac{(24 - 30)(0.553\,0 - 0.5)}{0.553\,0 - 0.466\,2} = 27.7$$

绘制的生存曲线见图 11 - 2。

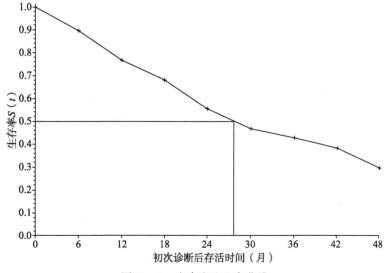

图 11 - 2　寿命表法生存曲线

3. 解：采用对数秩检验比较两种方案疗效的优劣。

首先选用乘积极限法求出两组患者不同时点的生存率，并绘制生存曲线，见图 11 - 3，从图中可以看出两组生存曲线无交叉。

（1）建立检验假设，确定检验水准

H_0：两种疗法治疗效果相同

H_1：两种疗法治疗效果不同

$\alpha = 0.05$

（2）计算检验统计量

先将两组患者按生存时间从小到大统一排序，并标明组别（常规治疗组简写为"甲"，增加了口服恩替卡韦药物组简写为"乙"）、死亡数和期初病例数。计算结果见表 11 - 9。

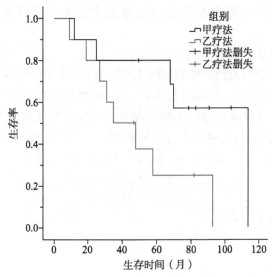

图 11 – 3   两种疗法的乙型肝炎后肝硬化患者的生存曲线

表 11 – 9   对数秩检验计算表

序号	组别	生存时间 t	死亡数 d	期初病例数			理论死亡数	
				$n_甲$	$n_乙$	合计	甲疗法组	乙疗法组
(1)	(2)	(3)	(4)	(5)	(6)	(7)	(8) = (4) × (5)/(7)	(9) = (4) × (6)/(7)
1	乙	9	1	10	10	20	0.500 0	0.500 0
2	甲	12	1	10	9	19	0.526 3	0.473 7
3	乙	19	1	9	9	18	0.500 0	0.500 0
4	甲	25	1	9	8	17	0.529 4	0.470 6
5	乙	27	1	8	8	16	0.500 0	0.500 0
6	乙	31	1	8	7	15	0.533 3	0.466 7
7	乙	35	1	8	6	14	0.571 4	0.428 6
8	乙	47	0	8	5	13	0.000 0	0.000 0
9	乙	48	1	8	4	12	0.666 7	0.333 3
10	甲	50	0	8	3	11	0.000 0	0.000 0
11	乙	58	1	7	3	10	0.700 0	0.300 0
12	甲	68	1	7	2	9	0.777 8	0.222 2
13	甲	70	1	6	2	8	0.750 0	0.250 0
14	甲	79	0	5	2	7	0.000 0	0.000 0
15	乙	82	0	4	2	6	0.000 0	0.000 0
16	甲	83	0	4	1	5	0.000 0	0.000 0
17	甲	91	0	3	1	4	0.000 0	0.000 0
18	乙	93	1	2	1	3	0.666 7	0.333 3
19	甲	104	0	2	0	2	0.000 0	0.000 0
20	甲	114	1	1	0	1	1.000 0	0.000 0
合计							8.221 6	4.778 4

将以上结果汇总为表 11 - 10。

表 11 - 10 对数秩检验计算总结表

组别	实际死亡数 A	理论死亡数 T
甲疗法组	5	8.221 6
乙疗法组	8	4.778 4

$$\chi^2 = \sum \frac{(A - T)^2}{T} = \frac{(5 - 8.221\ 6)^2}{8.221\ 6} + \frac{(8 - 4.778\ 4)^2}{4.778\ 4} = 3.434\ 4$$

$$\nu = 组数 - 1 = 2 - 1 = 1$$

（3）确定 P 值,做出统计推断

查 χ^2 界值表,得 $0.05 < P < 0.10$,按 $\alpha = 0.05$ 水准,不拒绝 H_0,差异无统计学意义,尚不能认为两种疗法的效果不同,即还不能认为在常规治疗的基础上增加了口服恩替卡韦药物治疗的疗效更佳。

网上更多……

 例题的数据与程序

第十二章　常用多变量回归分析

【思考与练习】

一、最佳选择题

1. 多元线性回归分析中,反映回归平方和在因变量 Y 的总离均差平方和中所占比重的统计量是
   - A. 复相关系数
   - B. 偏相关系数
   - C. 偏回归系数
   - D. 回归均方
   - E. 决定系数

2. Logistic 回归分析适用于因变量
   - A. 为二分类变量资料
   - B. 为连续性的定量资料
   - C. 服从正态分布的资料
   - D. 服从对数正态分布资料
   - E. 服从泊松分布的资料

3. Cox 回归分析适用于因变量
   - A. 为二分类变量资料
   - B. 为有序分类变量资料
   - C. 为服从泊松分布的资料
   - D. 为服从正态分布的资料
   - E. 为生存时间资料,存在截尾数据

4. Cox 回归的基准风险率
   - A. 等于一个常数
   - B. 服从正态分布
   - C. 服从指数分布
   - D. 一般情况下未知
   - E. 与生存时间长短密切相关

5. 分析年龄、吸烟及收缩压对血清胆固醇含量的影响,可采用
   - A. 多元线性回归分析
   - B. Logistic 回归分析
   - C. Cox 回归分析
   - D. 线性相关分析
   - E. 协方差分析

6. 多元线性回归分析中的共线性是指
   - A. 因变量与各个自变量的回归系数相同
   - B. 因变量关于各个自变量的回归系数和截距都相同
   - C. 因变量与各个自变量的相关系数都相同
   - D. 因变量与各个自变量间有较高的复相关关系
   - E. 自变量间有较高的相关性

7. 生存分析的结果变量是
   - A. 观察对象的生存时间
   - B. 观察对象的结局

C. 观察对象的生存时间和结局　　　　　　　D. 多分类变量

E. 服从正态分布的数值变量

8. Logistic 模型,因变量(y)不可以为

　　A. 二分类变量资料　　　　　　　　　　　　B. 多分类有序变量资料

　　C. 多分类无序变量资料　　　　　　　　　　D. 定量变量资料

　　E. 生存资料

9. 某研究生想了解吃糖对龋齿的影响,采用多因素回归分析,结果见表 12 - 1。其中,y 表示是否龋齿(1 = 是,0 = 否),x_1 表示是否喜欢吃糖(1 = 喜欢,2 = 不喜欢)。以下哪项是正确的?

表 12 - 1　　**Variables in the Equation**

| | | B | SE | Wald | df | Sig. | Exp(B) | 95% CI for Exp(B) | |
								Lower	Upper
Step 1[a]	x_1	-0.790	0.324	5.957	1	.015	0.454	0.241	0.856
	Constant	0.973	0.570	2.912	1	.088	2.645		

a. Variable(s) entered on step 1: x_1.

　　A. x_1 的 OR 值 = 0.454,P = 0.015,说明 x_1 与龋齿的关联性有统计学意义

　　B. OR = 0.454 < 1,说明喜欢吃糖的人更不容易患龋齿

　　C. 他采用的是多元线性回归分析

　　D. 回归系数 = - 0.790,说明喜欢吃糖的人更不容易患龋齿

　　E. x_1 的 OR 值的 95% 置信区间为 0.241 ~ 0.856,不包括 0,所以 x_1 与龋齿的关联性有统计学意义

10. 有关 logistic 回归,以下说法中不正确的是

　　A. Logistic 回归模型是一种概率型模型,可分析某事件发生的概率与自变量之间的关系

　　B. Logistic 回归模型适用于因变量为分类变量,尤其是二分类的情形

　　C. Logistic 回归模型中的自变量一定是分类变量

　　D. 条件 logistic 回归适用于配对设计的情况

　　E. Logistic 回归分析中,参数估计的方法是最大似然法原理

二、案例辨析题

在"我国城乡居民健康生活方式现状调查及影响因素分析"一文中,作者分析了我国居民吸烟、饮酒、规律锻炼及睡眠质量的影响因素。其中,各变量赋值情况见表 12 - 2:

表 12 - 2　　**相关因素变量赋值表**

变量	赋值
性别	男 = 1;女 = 2
城乡	城市 = 1;农村 = 0
年龄(岁)	18 ~ 29 = 1;30 ~ 39 = 2;40 ~ 49 = 3;≥50 = 4
文化程度	小学及以下 = 1;初中 = 2;高中/中专/大专 = 3;大学及以上 = 4
职业	非体力劳动 = 1;体力劳动 = 2

作者分别以吸烟、饮酒、规律锻炼和睡眠质量为因变量,设定吸烟、饮酒、规律锻炼和睡眠质量好为1,不吸烟、不饮酒、不规律锻炼和睡眠质量不好为0,以表12-1中的因素作为自变量,进行多因素 logistic 回归分析。结果见表12-3。

表12-3　吸烟、饮酒、规律锻炼和睡眠质量影响因素的多因素 logistic 回归分析结果

变量	B	SE	Wald χ^2	P	OR	95% CI
吸烟						
性别	-3.587	0.111	1051.141	0.000	0.028	0.022—0.034
城乡	-0.190	0.086	4.852	0.028	0.827	0.699—0.979
年龄	0.112	0.033	11.254	0.001	1.118	1.048—1.194
文化程度	-0.325	0.051	40.526	0.000	0.723	0.654—0.799
职业	0.105	0.083	1.591	0.207	1.111	0.943—1.308
饮酒						
性别	-2.141	0.069	971.523	0.000	0.118	0.103—0.135
城乡	0.099	0.078	1.612	0.204	1.104	0.948—1.285
年龄	0.108	0.030	13.003	0.000	1.114	1.051—1.182
文化程度	0.120	0.045	7.063	0.008	1.127	1.032—1.232
职业	-0.054	0.075	0.516	0.472	0.947	0.817—1.098
规律锻炼						
性别	0.123	0.056	4.824	0.028	1.131	1.013—1.263
城乡	0.651	0.074	77.872	0.000	1.918	1.660—2.217
年龄	0.265	0.028	90.003	0.000	1.303	1.234—1.376
文化程度	0.126	0.041	9.503	0.002	1.135	1.047—1.229
职业	0.068	0.069	0.957	0.328	1.070	0.934—1.225
睡眠质量						
性别	-0.200	0.052	15.011	0.000	0.819	0.740—0.906
城乡	-0.275	0.065	17.634	0.000	0.760	0.668—0.864
年龄	-0.018	0.025	0.479	0.489	0.983	0.935—1.033
文化程度	0.147	0.038	15.196	0.000	1.158	1.076—1.247
职业	0.079	0.064	1.547	0.214	1.082	0.955—1.226

问:

(1) 案例中,研究者为什么选择 logistic 回归分析,而不是多元线性回归分析?

(2) 对上述结果进行解释。

(3) 该分析有何不足之处?

三、综合分析题

1. 为研究和预测人体吸氧效率,测试了31名中年男性的7个指标:吸氧效率(y)、年龄(x_1)、体重(x_2)、跑1.5 km所需的时间(x_3)、休息时的心率(x_4)、跑步时的心率(x_5)和最高心率(x_6),数据见表12-4。试以吸氧效率(y)为因变量,其余6个变量为自变量,建立多元线性回归模型。

表 12 - 4　31 名中年男性吸氧效率相关 7 个指标测定值

$y(\%)$	x_1(岁)	x_2(kg)	x_3(min)	x_4(次/min)	x_5(次/min)	x_6(次/min)
44.609	44	89.47	11.37	62	178	182
45.313	40	75.07	10.07	62	185	185
54.297	44	85.84	8.65	45	156	168
59.571	42	68.15	8.17	40	166	172
49.874	38	89.02	9.22	55	178	180
44.811	47	77.45	11.63	58	176	176
45.681	40	75.98	11.95	70	176	180
49.091	43	81.19	10.85	64	162	170
39.442	44	81.42	13.08	63	174	176
60.055	38	81.87	8.63	48	170	186
50.541	44	73.03	10.13	45	168	168
37.388	45	87.66	14.03	56	186	192
44.754	45	66.45	11.12	51	176	176
47.273	47	79.15	10.60	47	162	164
51.855	54	83.12	10.33	50	166	170
49.156	49	81.42	8.95	44	180	185
40.836	51	69.63	10.95	57	168	172
46.672	51	77.91	10.00	48	162	168
46.774	48	91.63	10.25	48	162	164
50.388	49	73.37	10.08	67	168	168
39.407	57	73.37	12.63	58	174	176
46.080	54	79.38	11.17	62	156	165
45.441	56	76.32	9.63	48	164	166
54.625	50	70.87	8.92	48	146	155
45.118	51	67.25	11.08	48	172	172
39.203	54	91.63	12.88	44	168	172
45.790	51	73.71	10.47	59	186	188
50.545	57	59.08	9.93	49	148	155
48.673	49	76.32	9.40	56	186	188
47.920	48	61.24	11.50	52	170	176
47.467	52	82.78	10.50	53	170	172

2. 为探讨冠心病的危险因素,采用病例对照研究,收集 26 例冠心病患者和 28 例健康人的资料,指标赋值的说明见表 12 - 5。试用 logistic 回归筛选冠心病的危险因素。

表 12-5 冠心病和 6 个可能危险因素及赋值

因素	变量名	赋值说明
冠心病	y	对照 = 0,病例 = 1
高血压	x_1	无 = 0,有 = 1
高血压家族史	x_2	无 = 0,有 = 1
吸烟	x_3	不吸烟 = 0,吸烟 = 1
高脂血症	x_4	无 = 0,有 = 1
动物脂肪摄入	x_5	低 = 0,高 = 1
A 型性格	x_6	否 = 0,是 = 1

3. 为研究Ⅲ期结肠癌住院患者生存时间的影响因素,共收集了 929 例住院患者的资料,各变量的赋值说明见表 12-6。试对Ⅲ期结肠癌住院患者生存时间及其影响因素进行 Cox 回归分析。

表 12-6 929 例Ⅲ期结肠癌住院患者资料各变量赋值说明

变量	说明	赋值
ID	编号	
sex	性别	0 = 女,1 = 男
age	年龄(岁)	
obstruct	肿瘤阻塞结肠	否 = 0,是 = 1
perfor	结肠穿孔	否 = 0,是 = 1
adhere	附着于附近器官	否 = 0,是 = 1
nodes	可检到癌症的淋巴结数目(个)	
status	生存状态	0 = 删失,1 = 死亡
time	生存时间(天)	

注:该案例数据来源于 Charles G. Moertel, et al. Fluorouracil plus Levamisole as Effective Adjuvant Therapy after Resection of Stage III Colon Carcinoma: A Final Report Annals of Internal Medicine,1995,122(5):321 - 326.

【习题解析】

一、最佳选择题
1. E   2. A   3. E   4. D   5. A   6. E   7. C   8. D   9. A   10. C

二、案例辨析题
(1) 因为全部的因变量都是二分类变量,所以采用 logistic 回归分析。
(2) 结果解释:
与吸烟相关的危险因素是男性、高年龄、农村和低文化水平。
与饮酒相关的危险因素是男性、高年龄和高文化水平。
与规律锻炼不足相关的危险因素是男性、低年龄、农村和低文化水平。
与睡眠质量差相关的危险因素是女性、城市和低文化水平。

（3）不足：自变量是有序多分类变量，比如年龄组、文化程度，直接引入模型，得到的结果说明的是年龄或文化程度每增加一个等级，结局 Y 增加或减少的风险，而且假定自变量每增加一个等级时，结局 Y 增加或减少的风险均一样。如果能够进行哑变量处理也许可以获得更多信息。

其他不足：自变量筛选、自变量之间的交互作用等。

三、综合分析题

1. 解：

（1）采用 SPSS 默认的"enter"法建立线性回归模型。

模型的拟合效果评价：复相关系数 $R = 0.925$，决定系数 $R^2 = 0.855$，校正决定系数 $R_a^2 = 0.819$，模型的总体检验结果见表 12 - 7，各回归系数的检验结果见表 12 - 8，模型的共线性诊断见表 12 - 9，显示共线性较严重，特别是 x_5 和 x_6 的相关系数 $r_{56} = 0.930(P < 0.001)$，根据专业知识剔除 x_6。

表 12 - 7　模型检验结果

变异来源	SS	ν	MS	F	P
总变异	851.382	30			
回归	728.075	6	121.346	23.618	<0.001
剩余	123.307	24	5.138		

表 12 - 8　偏回归系数的估计及检验结果

变量	偏回归系数	偏回归系数标准误	标准偏回归系数	t	P
常数项	104.865	12.127	—	8.647	0.000
x_1	-0.241	0.095	-0.243	-2.545	0.018
x_2	-0.075	0.053	-0.117	-1.399	0.174
x_3	-2.624	0.372	-0.684	-7.046	0.000
x_4	-0.025	0.065	-0.036	-0.391	0.699
x_5	-0.360	0.118	-0.693	-3.061	0.005
x_6	0.288	0.134	0.495	2.141	0.043

表 12 - 9　模型的共线性诊断结果

模型维度	特征根	条件指数	方差比例							容忍度	方差膨胀因子
			常数项	x_1	x_2	x_3	x_4	x_5	x_6		
1	6.949	1.000	0.00	0.00	0.00	0.00	0.00	0.00	0.00		
2	0.019	19.016	0.00	0.17	0.01	0.02	0.35	0.00	0.00	0.664	1.506
3	0.015	21.448	0.00	0.14	0.24	0.13	0.05	0.00	0.00	0.870	1.150
4	0.009	27.549	0.01	0.03	0.17	0.63	0.05	0.00	0.00	0.641	1.560
5	0.006	33.634	0.00	0.11	0.46	0.11	0.36	0.01	0.01	0.705	1.418
6	0.001	81.807	0.79	0.48	0.10	0.09	0.02	0.07	0.01	0.118	8.482
7	0.000	197.952	0.20	0.07	0.02	0.01	0.01	0.91	0.98	0.113	8.851

（2）剔除 x_6 后,采用逐步法建立回归模型(自变量纳入的检验水准为 $\alpha = 0.10$,剔除的检验水准为 $\alpha = 0.15$)

逐步回归模型的复相关系数、决定系数、校正决定系数分别为 0.906、0.820 和 0.800,模型的检验结果见表 12 – 10,回归系数的假设检验结果见表 12 – 11。

表 12 – 10　逐步回归模型的检验结果

变异来源	SS	ν	MS	F	P
总变异	851.382	30			
回归	698.419	3	232.806	41.094	< 0.001
剩余	152.962	27	5.665		

表 12 – 11　逐步回归模型偏回归系数的估计及检验结果

变量	偏回归系数	偏回归系数标准误	标准偏回归系数	t	P
常数项	113.058	9.909	–	11.410	0.000
x_1	– 0.269	0.090	– 0.271	– 2.975	0.006
x_3	– 2.825	0.347	– 0.736	– 8.152	0.000
x_5	– 0.135	0.049	– 0.260	– 2.745	0.011

可见,建立多元线性回归模型为:

$$\hat{y} = 113.058 - 0.269x_1 - 2.825x_3 - 0.135x_5$$

模型解释如下:①影响人体吸氧效率的因素有年龄(x_1)、跑 1.5 km 所需的时间(x_3)与跑步时的心率(x_5)。人体吸氧效率与各自变量的定量关系可以表示为: $\hat{y} = 113.058 - 0.269x_1 - 2.825x_3 - 0.135x_5$,该模型解释了人体吸氧效率变异的 82% 的信息。②由模型的标准偏回归系数(表 12 – 8)可见,跑 1.5 km 所需的时间(x_3)对人体的吸氧效率影响最大,其次是年龄(x_1),跑步时心率(x_5)对人体吸氧效率影响最小;跑 1.5 km 所需时间越长,年龄越大,跑步时心率越快,人体吸氧效率越低。

2. 解:采用二分类 logistic 回归分析,自变量筛选方法选择 SPSS 默认的“enter”法,模型似然比 $G = 30.859$, $P < 0.001$,各回归系数的估计及检验结果见表 12 – 12。

表 12 – 12　Logistic 回归模型参数估计及检验结果

变量	偏回归系数	标准误	Waldχ^2	P	OR	OR 值95% 置信区间 下限	上限
常数项	3.971	1.319	9.061	0.003	0.019	—	—
x_1	1.366	0.812	2.832	0.092	3.918	0.799	19.225
x_2	0.787	0.862	0.832	0.362	2.196	0.405	11.903
x_3	0.812	1.059	0.587	0.444	2.252	0.282	17.959
x_4	1.232	0.847	2.113	0.146	3.428	0.651	18.044
x_5	3.309	1.358	5.940	0.015	27.355	1.911	391.485
x_6	1.901	0.877	4.701	0.030	6.693	1.200	37.321

高血压(x_1)、高血压家族史(x_2)、吸烟(x_3)与高脂血症(x_4)的偏回归系数无统计学意义;动物脂肪摄入(x_5)与 A 型性格(x_6)的偏回归系数有统计学意义。

Logistic 回归结果解释:①在调整了高血压史(x_1)、高血压家族史(x_2)、吸烟(x_3)、高脂血症(x_4)与 A 型性格(x_6)等因素的作用后,$OR_{x_5}=27.355$,说明动物脂肪摄入高者发生冠心病的危险性是摄入低者的 27.355 倍;②在调整了高血压(x_1)、高血压家族史(x_2)、吸烟(x_3)、高脂血症(x_4)与动物脂肪摄入(x_5)等因素的作用后,$OR_{x_6}=6.693$,说明 A 型性格者发生冠心病的危险性是非 A 型性格者的 6.693 倍;③调整了其他因素的作用后,有高血压、高血压家族史、吸烟和高脂血症者发生冠心病的危险性均高于无高血压、无高血压家族史、非吸烟和非高脂血症者,但均无统计学意义。

3. 解:选择 SPSS 默认的"enter"法建立 Cox 回归模型,检验水准 $\alpha=0.05$,模型假设检验统计量 $\chi^2=124.283$,$P<0.001$,回归系数的估计及假设检验结果见表 12 – 13。可见,肿瘤阻塞结肠(obstruct)、附着于附近器官(adhere)与可检到癌症的淋巴结数目(nodes)的偏回归系数有统计学意义,而其他自变量的偏回归系数无统计学意义。

Cox 回归分析结果解释:肿瘤阻塞结肠(obstruct)、附着于附近器官(adhere)与可检到癌症的淋巴结数目(nodes)对Ⅲ期结肠癌患者的生存时间有影响。在控制了附着于附近器官(adhere)与可检到癌症的淋巴结数目(nodes)及其他自变量的作用后,肿瘤阻塞结肠的患者死于结肠癌的危险性是肿瘤未阻塞结肠患者的 1.320 倍;在控制了肿瘤阻塞结肠(obstruct)与可检到癌症的淋巴结数目(nodes)及其他自变量的作用后,肿瘤附着于附近器官的患者死于结肠癌的危险性是肿瘤未附着于附近器官患者的 1.348 倍;在控制了肿瘤阻塞结肠(obstruct)与附着于附近器官(adhere)及其他自变量的作用后,可检到癌症的淋巴结数目(nodes)每增加 1 个,患者死于结肠癌的危险性增加 1.098 倍。

表 12 –13　Cox 回归分析参数估计及假设检验结果

变量	偏回归系数	标准误	Waldχ^2	P	OR	OR 值95% 置信区间	
						下限	上限
sex	0.005	0.096	0.002	0.962	1.005	0.833	1.212
age	0.005	0.004	1.475	0.225	1.005	0.997	1.013
obstruct	0.278	0.117	5.591	0.018	1.320	1.049	1.662
perfor	0.013	0.270	0.002	0.962	1.013	0.597	1.718
adhere	0.298	0.128	5.423	0.020	1.348	1.048	1.732
nodes	0.094	0.009	110.364	0.000	1.098	1.079	1.117

网上更多……

📧 例题的数据与程序

第十三章 Meta 分析

【思考与练习】

一、最佳选择题

1. 随机对照临床试验的 meta 分析不同于单个的随机对照临床试验,表现在
   - A. 有完整的科学研究过程
   - B. 包括提出问题、研究设计、收集和整理资料、分析资料和结果报告等
   - C. 收集资料的主要对象是已经存在的研究文献
   - D. 收集资料的主要对象是每个研究对象的原始数据
   - E. 对研究对象需设置纳入和排除标准

2. Meta 分析不同于一般定性的系统综述,表现在
   - A. 收集资料的主要对象是已经存在的研究文献
   - B. 对研究对象需设置纳入和排除标准
   - C. 对不同研究者进行的研究进行定性分析
   - D. 对适宜合并的不同研究结果进行定量的合并分析
   - E. 在医学研究中扮演重要的角色

3. 关于 meta 分析,下列说法正确的是
   - A. 对若干独立试验结果的 P 值合并
   - B. 对定量资料做合并分析
   - C. 不需要评价文献质量
   - D. 对多个同类独立研究结果进行汇总分析
   - E. 以综合研究结果为目的,是最合理的研究方法

4. 对同类独立研究进行 meta 分析的优点,下列不正确的是
   - A. 提高已有文献的研究质量
   - B. 增加样本含量
   - C. 提高统计功效
   - D. 增加研究结果的可靠性
   - E. 可对同类独立研究的一致性进行分析

5. Meta 分析中,合并效应尺度
   - A. 反映独立研究的结局指标
   - B. 反映合并统计量与真值距离的指标
   - C. 反映多个独立研究综合效应的合并统计量
   - D. 反映多个独立研究结局指标的方差大小的指标
   - E. 反映多个独立研究结局指标的平均值大小的指标

6. 原始文献结局指标为定量变量,在 meta 分析中可选用的效应尺度是
   A. 率差　　　　　　　　　B. 比值比　　　　　　　　　C. 率差倒数
   D. 相对危险度　　　　　　E. 加权均数差

7. 原始文献结局指标为定性变量,在 meta 分析中无法选用的效应尺度是
   A. 率差　　　　　　　　　B. 加权均数差　　　　　　　C. 比值比
   D. 率差倒数　　　　　　　E. 相对危险度

8. 下列关于标准化均数差的说法,正确的是
   A. 也称加权均数差
   B. 可简单地理解为两均数的差值
   C. 未消除多研究间绝对值大小的影响
   D. 未消除多个研究测量单位不同的影响
   E. 可简单地理解为两均数差值除以合并标准差

9. Meta 分析时关于各独立研究的权重,正确的是
   A. 样本量越大的研究,权重越大　　　B. 样本量越小的研究,权重越大
   C. 效应值越大的研究,权重越大　　　D. 效应值越小的研究,权重越大
   E. 权重与样本量、效应值无关

10. 各独立研究的结果不存在异质性是指
    A. 各研究结果间存在差异,是由抽样误差导致的
    B. 各研究结果间存在差异,包括研究内的变异和研究间的变异
    C. 各研究结果间存在差异,但差异不大
    D. 各研究结果间没有差异,效应值完全相同
    E. 各研究可能来自不同总体,但效应值没有差异

11. 可以判断研究间存在严重异质性的情况是
    A. 异质性检验 $P > 0.10$　　　　　　　B. 异质性检验 $P > 0.05$
    C. 异质性检验 $P \leq 0.10$　　　　　　D. 异质性检验 $P \leq 0.10$ 且 $I^2 > 75\%$
    E. 异质性检验 $P \leq 0.10$ 且 $I^2 \leq 50\%$

12. 如果研究间存在严重的异质性,则进一步的处理方法是
    A. 改做定性的系统评价　　　　　　　B. 对异质性的来源进行分析
    C. 选取固定效应模型合并效应尺度　　D. 无法继续进行 meta 分析
    E. 选取随机效应模型合并效应尺度

13. 如果研究间存在中度异质性,则进一步的处理方法是
    A. 改做定性的系统评价　　　　　　　B. 无需分析异质性来源
    C. 选取固定效应模型合并效应尺度　　D. 无法继续进行 meta 分析
    E. 选取随机效应模型合并效应尺度并分析异质性来源

14. 下列哪些方法不能帮助分析异质性来源
    A. 改变原始文献的纳入标准和排除标准进行敏感性分析
    B. 采用随机效应模型合并效应尺度
    C. 进行亚组分析

D. 剔除某些文献如低质量、小样本或大样本文献进行敏感性分析

E. 进行 meta 回归分析

15. 关于 I^2 的含义,下列说法正确的是
    A. 与独立研究的个数有关
    B. 即异质性检验的检验统计量 Q 值
    C. 反映由各个研究所致的抽样误差大小
    D. 反映由抽样误差所致的各研究间变异占总变异的百分比
    E. 反映由非抽样误差所致的各研究间变异占总变异的百分比

16. 拟对 8 个阿司匹林治疗心肌梗死的多中心临床试验进行合并研究,得到 $Q = 9.60$,对应的 $P > 0.10$,下一步分析方法为
    A. 研究存在异质性,选取固定效应模型
    B. 研究不存在异质性,选取随机效应模型
    C. 研究不存在异质性,选取固定效应模型
    D. 研究存在异质性,需要分析异质性来源
    E. 研究存在异质性,如分层分析后仍存在异质性,选取随机效应模型

17. 关于固定效应模型和随机效应模型,不正确的是
    A. 不存在异质性时可以采用固定效应模型
    B. 异质性在可接受范围时可采用随机效应模型
    C. 随机效应模型考虑了研究内变异和研究间变异,结果更可靠
    D. 随机效应模型通常增大小样本的权重,减少大样本的权重
    E. 随机效应模型结果通常比固定效应模型更趋保守

18. Meta 分析检索文献时,要求
    A. 要尽可能全面地检索文献
    B. 没有正式发表的会议论文不应纳入
    C. 阴性结果的文献会影响合并效应尺度的准确性不应纳入
    D. 小样本的文献会影响合并效应尺度的精密性不应纳入
    E. 研究结果差异太大的文献影响合并效应尺度的可靠性不应纳入

19. 下列哪种方法不能评价发表偏倚
    A. 漏斗图　　　　　　B. Egger 检验　　　　　　C. Begg 秩相关法
    D. Q 检验　　　　　　E. 失安全数

20. 关于漏斗图,下列说法正确的是
    A. 精度低的小样本研究,分布在漏斗图的上部
    B. 精度低的小样本研究,分布在漏斗图的底部
    C. 精度高的大样本研究,分布在漏斗图的底部
    D. 大样本研究在漏斗图中散点分布对称时,提示可能有发表偏倚
    E. 小样本研究在漏斗图中散点分布对称时,提示可能有发表偏倚

二、案例辨析题

1. 某研究者对聚桂醇治疗下肢静脉曲张的疗效进行 meta 分析,研究对象定义为经诊断为下

肢静脉曲张的患者;试验组定义为聚桂醇或聚桂醇联合治疗,对照组定义为其他治疗方法,结局指标为治疗有效率,最终选取了7篇随机对照临床试验的文献,采用Jadad量表进行质量评价,见表13-1。随后对7项研究中的数据进行合并,结果见图13-1。采用OR值作为合并效应尺度,经异质性检验$Q=22.33,P=0.001,I^2=73\%$,故采用随机效应模型分析,合并$OR=33.25(95\%CI:7.12,155.32),P<0.00001$,说明聚桂醇或聚桂醇联合治疗组比对照组疗效更好。

请分析该研究结论是否可靠?

表13-1 7项聚桂醇治疗下肢静脉曲张随机对照试验文献特征及质量评价

研究	样本数(T/C)	试验组(T)	对照组(C)	Jadad评分
1	14/21	聚桂醇400	注射用水	1
2	67/21	聚桂醇400	注射用水	2
3	36/36	聚桂醇400	注射用水	2
4	35/35	聚桂醇400	注射用水	2
5	44/44	聚桂醇400	注射用水	1
6	44/44	聚桂醇泡沫硬化剂	传统大隐静脉高位结扎加抽剥手术	3
7	63/63	传统大隐静脉高位结扎加聚桂醇泡沫硬化剂	传统大隐静脉高位结扎加抽剥手术	4

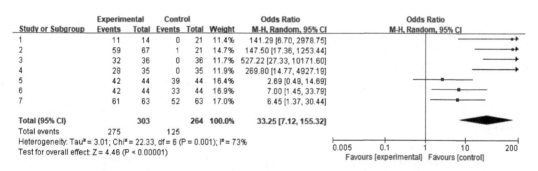

图13-1 聚桂醇治疗下肢静脉曲张的治疗有效率比较(随机效应模型)

2. 某研究者欲评价养血清脑颗粒对改善血管性认知功能障碍患者的日常生活能力(ability of daily life,ADL)的效果,遂进行meta分析。纳入文献时,试验组定义为采用养血清脑颗粒或养血清脑颗粒与其他有效药物联用,对照组只使用常规西药或单用其他治疗药物,结局指标采用ADL评估量表进行ADL评分。共纳入7篇文献(表13-2)。异质性检验显示$P<0.00001,I^2=98\%$,采取随机效应模型进行统计分析。结果显示试验组和对照组标准化均数差(SMD)=$-0.34,95\%CI$为($-0.89,1.56$),合并效应值检验$Z=0.54,P=0.59$(图13-2)。提示养血清脑颗粒为主的用药措施使试验组患者的ADL评分降低,但无统计学意义。请对该研究进行评价。

表 13-2　7 篇文献的试验组和对照组例数及干预措施

研究	例数		干预措施	
	试验组	对照组	试验组	对照组
1	75	72	养血清脑颗粒 + 盐酸多奈哌齐	盐酸多奈哌齐
2	24	24	养血清脑颗粒	尼莫地平
3	113	113	养血清脑颗粒 + 尼莫地平	丁苯酞 + 尼莫地平
4	50	50	养血清脑颗粒 + 吡拉西坦 + 尼莫地平	吡拉西坦 + 尼莫地平
5	30	30	养血清脑颗粒	吡拉西坦
6	30	30	养血清脑颗粒	基础治疗
7	35	35	养血清脑颗粒 + 尼莫地平	尼莫地平

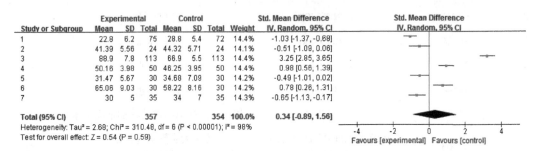

图 13-2　养血清脑颗粒治疗血管性认知功能障碍患者的 ADL(随机效应模型)

3. 某研究者系统评价光固化流体复合树脂(试验组)与光固化窝沟封闭剂(对照组)预防儿童龋病的临床疗效,按照严格的纳入和排除标准共获得 6 篇文献,效应指标之一为使用材料的完全保留率,计算试验组和对照组比较的 RR 值。固定效应模型 meta 分析结果显示,光固化流体复合树脂组的完全保留率高于光固化窝沟封闭剂组[$RR = 1.03, 95\% \, CI = (1.00, 1.06), P = 0.03$](图 13-3),故认为光固化流体复合树脂的疗效更佳。请分析该结论是否可靠,是否需要做更进一步的分析?

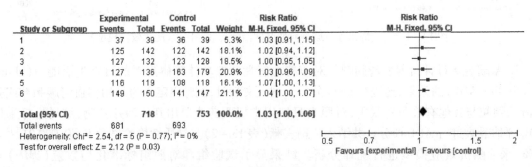

图 13-3　窝沟封闭术后两组材料完全保留率比较的 meta 分析

4. 某研究者系统评价艾迪注射液联合肝动脉介入治疗原发性肝癌的疗效,试验组为艾迪注射液联合肝动脉介入治疗,对照组为单纯的肝动脉介入治疗,结局变量为生活质量改善。按照严格的纳入和排除标准检索筛选了 8 篇相关文献,并进行 meta 分析。效应尺度指标选用 RR 值,异质性检验结果为 $P < 0.000\,1$, $I^2 = 78\%$,请问随后应做何种分析和判断?

三、综合分析题

1. 某研究采用 meta 分析的方法,系统评价光固化流体复合树脂与光固化窝沟封闭剂预防儿童龋病的临床疗效,效应指标为术后 12 个月患龋率,效应尺度选用 RR 值。符合纳入和排除标准的文献共 8 篇(表 13 −3),请对资料进行 meta 分析。

表 13 −3　窝沟封闭术后 12 个月两组材料患龋率的比较

研究	光固化流体复合树脂组		光固化窝沟封闭剂组	
	患龋	总例数	患龋	总例数
1	1	188	3	188
2	2	141	8	141
3	0	260	1	260
4	0	260	0	260
5	3	136	5	179
6	0	114	8	115
7	1	412	6	412
8	1	147	2	147

2. 在某项根除幽门螺杆菌对健康无症状感染者胃癌发病率影响的 meta 分析中,共有 6 项研究符合纳入和排除标准,其中 4 项研究的研究对象均未使用抗氧化剂或维生素,有 2 项研究中部分研究对象使用了抗氧化剂或维生素,原始数据见表 13 −4,请对该资料进行 meta 分析。

表 13 −4　是否根除幽门螺杆菌对胃癌发病率影响的比较

研究	未使用抗氧化剂或维生素				使用抗氧化剂或维生素			
	根除幽门螺杆菌组		对照组		根除幽门螺杆菌组		对照组	
	患胃癌	总例数	患胃癌	总例数	患胃癌	总例数	患胃癌	总例数
1	3	106	0	100	0	331	2	315
2	7	817	11	813	−	−	−	−
3	2	276	7	276	−	−	−	−
4	2	379	3	313	−	−	−	−
5	13	283	13	284	21	847	39	844
6	3	255	1	258	−	−	−	−

3. 在艾迪注射液联合肝动脉介入治疗原发性肝癌疗效的系统评价和 meta 分析研究中,试验组定义为艾迪注射液联合肝动脉介入治疗,对照组定义为单纯的肝动脉介入治疗,结局变量为生活质量改善,效应尺度选用 RR 值。根据纳入和排除标准选择了 8 项研究,原始数据见表 13 −5,试做 meta 分析。

表 13 – 5　艾迪注射液联合肝动脉介入治疗原发性肝癌的疗效

| 研究 | 艾迪注射液联合肝动脉介入治疗 | | 单纯肝动脉介入治疗 | |
	改善	总例数	改善	总例数
1	21	36	7	29
2	22	32	8	20
3	24	46	10	46
4	17	33	9	32
5	12	32	24	30
6	24	47	10	47
7	55	75	39	73
8	9	16	4	19

4. 为研究某减肥药的疗效,以体重指数 BMI 为疗效观察指标。为了避免其他因素的混杂作用,限定各研究纳入对象为 45 ~ 55 岁的健康女性,其他体检指标均正常,且治疗前治疗组和对照组体重指数差别无统计学意义。治疗一个疗程后,结果见表 13 – 6。请根据这 6 项研究结果回答该药物能否降低 45 ~ 55 岁健康女性的 BMI?

表 13 – 6　某减肥药 6 项研究 BMI(kg/m^2) 结果

| 研究 | 治疗组 | | | 对照组 | | |
	Mean	SD	N	Mean	SD	N
1	28	3.3	30	29	2.8	35
2	25.5	2.9	34	27.4	2.7	31
3	26.5	2.7	32	27.5	2.9	31
4	27.8	3.4	33	29.8	2.6	31
5	27.2	3	30	28.1	2.9	32
6	28	2.8	60	29.2	3.1	50

5. 某研究者收集了 11 份关于氟与女童骨骼发育关系的文献,结果见表 13 – 7,试对其进行 meta 分析。

表 13 – 7　11 项研究的女童 II 掌骨皮质厚度(mm)

| 研究 | 高氟区 | | | 适氟区 | | |
	Mean	SD	N	Mean	SD	N
1	2.26	0.32	26	2.33	0.33	42
2	2.39	0.31	55	2.49	0.32	40
3	2.5	0.3	46	2.67	0.35	50
4	2.64	0.26	45	2.9	0.45	50
5	2.81	0.35	45	2.93	0.36	45

续表

研究	高氟区			适氟区		
	Mean	SD	N	Mean	SD	N
6	2.95	0.46	52	3.27	0.37	55
7	3.15	0.39	46	3.48	0.48	42
8	3.47	0.46	45	3.73	0.54	51
9	3.63	0.38	45	3.81	0.4	45
10	3.81	0.41	42	4.16	0.42	45
11	3.99	0.56	44	4.18	0.41	25

6. 在一项系统评价灯盏花素注射液对急性缺血性脑卒中患者纤维蛋白原作用的 meta 分析中,研究者根据纳入和排除标准选择了 9 篇文献,试验组均给予灯盏花素注射液,对照组给予丹参注射液作为阳性对照,效应指标是纤维蛋白原。原始数据见表 13 - 8,请进行 meta 分析。

表 13 - 8　灯盏花素注射液对急性缺血中风患者纤维蛋白原作用

研究	灯盏花素注射液			丹参注射液		
	Mean	SD	N	Mean	SD	N
1	1.67	0.12	83	1.67	0.48	84
2	1.74	0.52	30	2.78	0.58	30
3	2.69	0.63	43	3.01	0.86	40
4	1.67	0.12	42	1.86	0.19	48
5	1.56	0.14	64	2.06	0.79	56
6	1.58	0.20	58	1.88	0.21	50
7	1.31	0.14	60	1.69	0.89	60
8	1.62	0.35	40	1.95	0.33	40
9	1.71	0.03	38	1.82	0.04	36

【习题解析】

一、最佳选择题

1. C　2. D　3. D　4. A　5. C　6. E　7. B　8. E　9. A　10. A
11. D　12. B　13. E　14. B　15. E　16. C　17. C　18. A　19. D　20. B

二、案例辨析题

1. 该研究共纳入 7 篇文献,从文献选择方面看,各文献治疗组和对照组的定义并不相同,其中 5 篇采用空白对照,2 篇采用阳性对照,因此 7 篇文献盲目合并是不恰当的;对 7 篇文献进行质量评价可知,多数原始文献质量较低,单篇文献的结果并不可靠,因此合并结果也不会可靠。从数据提取和数据分析方面看,由文献的原始数据可见,至少 3 篇文献采用空白对照时对照组有效率为0,无法估计效应值。由图13-1也可看出,单篇研究的 OR 值很大,置信区间异常宽,结果并不可靠。异质性检验 $I^2 = 73\%$,说明研究间存在较强的异质性,需要对异质性来源进行分析,如进行亚组分析或敏感性分析。单纯由原始文献特征也可看出试验组和对照组的定义不同,以及低质量文献也可能是较强的异质性来源。综上,该研究结果并不可靠。

2. 从图13-2可以看到,各文献结果间存在极强的异质性,有4篇文献效应值为负,3篇效应值为正,出现方向截然相反的情况,此时无论采用固定效应模型还是随机效应模型,盲目合并都是不正确的,应该首先分析异质性的来源。追溯原始文献中试验组和对照组干预措施的定义,发现7篇文献中干预措施各不相同,各文献效应值不具备合并的合理性,建议重新修改文献的纳入和排除标准或不做 meta 分析。

3. 该研究各文献间不存在异质性,可以直接采用固定效应模型合并效应尺度,合并 $RR = 1.03(1.00, 1.06)$, $P = 0.03$。尽管 $P < 0.05$,但95%置信区间下限为1.00,故合并后结果是否稳健还需要进行敏感性分析,如剔除低质量文献或逐一剔除文献后比较结果的稳健性。如本案例剔除文献5或6后,合并 RR 的95% CI 包含1,且 $P > 0.05$,故仍需更大样本量或更多研究以便获得更可靠的结论。

4. 本案例异质性检验发现各研究间存在较严重的异质性($P < 0.0001$, $I^2 = 78\%$),不应直接采用随机效应模型分析,应先分析异质性来源,如进行亚组分析、敏感性分析和 meta 回归等,以识别异质性来源,在此基础上降低异质性后再进一步进行 meta 分析。

三、综合分析题

1. 此例8项研究中,有部分研究无法估计效应值,可剔除后再进行 meta 分析,具体过程和结果略。

2. Meta 分析结果显示各研究间无异质性,采用固定效应模型计算合并 $RR = 0.66$,95% $CI = 0.47 \sim 0.94$(图13-4)。进一步根据有无使用抗氧化剂或维生素进行亚组分析(图13-5)。在无使用抗氧化剂或维生素亚组中,胃癌的相对危险度没有统计学意义(0.84,95% $CI = 0.52 \sim 1.36$),研究之间没有异质性($I^2 = 13\%$, $P = 0.33$)。但在使用抗氧化剂或维生素的亚组中,根除治疗的相对风险度有统计学意义(0.52,95% $CI = 0.31 \sim 0.86$)。

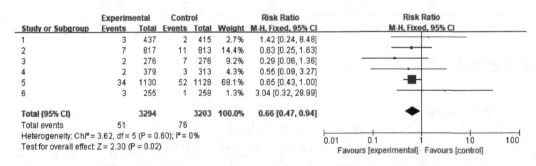

图13-4　根除幽门螺杆菌对健康无症状感染者发生胃癌的影响

3. 此例异质性检验结果为 $P < 0.0001$, $I^2 = 78\%$,存在较为严重的异质性,合并效应尺度前应先探索异质性来源,如观察森林图并应用逐一剔除法发现剔除第5项研究后异质性有较大的改善($P = 0.27$, $I^2 = 21\%$)(图13-6,图13-7)。因此,可进一步分析第5项的研究对象、研究

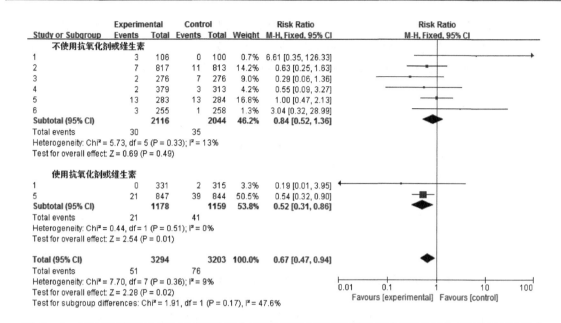

图 13 - 5 根据是否使用抗氧化剂或维生素分组研究根除幽门螺杆菌对健康无症状感染者发生胃癌的影响

方案、评价方法等特征是否与其他研究存在较大差异,如果有,应修改纳入和排除标准后再进行 meta 分析。

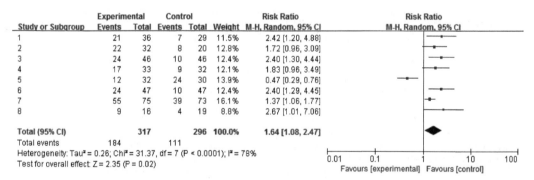

图 13 - 6 全部 8 项研究的森林图

Study or Subgroup	Experimental Events	Total	Control Events	Total	Weight	Risk Ratio M-H, Fixed, 95% CI
1	21	36	7	29	8.6%	2.42 [1.20, 4.88]
2	22	32	8	20	10.9%	1.72 [0.96, 3.09]
3	24	46	10	46	11.1%	2.40 [1.30, 4.44]
4	17	33	9	32	10.2%	1.83 [0.96, 3.49]
6	24	47	10	47	11.1%	2.40 [1.29, 4.45]
7	55	75	39	73	44.0%	1.37 [1.06, 1.77]
8	9	16	4	19	4.1%	2.67 [1.01, 7.06]
Total (95% CI)		**285**		**266**	**100.0%**	**1.83 [1.51, 2.22]**
Total events	172		87			
Heterogeneity: Chi² = 7.63, df = 6 (P = 0.27); I² = 21%						
Test for overall effect: Z = 6.15 (P < 0.00001)						

图 13 - 7 剔除第 5 项研究后的森林图

4. 以 BMI 为评价指标,采用标准化均数差(SMD)对资料进行合并分析。异质性检验得 $Q = 2.12, P = 0.83$,尚不能认为研究间存在异质性,故采用固定效应模型。因此,综合 6 项研究结果,该药物可使 45 到 55 岁的健康女性 BMI 降低 0.44 倍的标准差,即 $SMD = -0.44, 95\% CI$ 为 $(-0.64, -0.25)$。

软件结果见图 13 – 8。

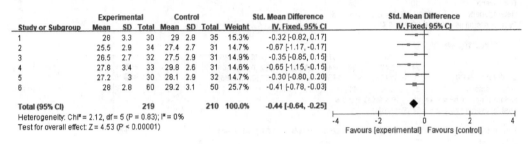

图 13 – 8　该减肥药对 45 到 55 岁的健康女性 BMI 作用的 meta 分析

5. 以标准化均数差(SMD)为效应指标进行合并。异质性检验得 $\chi^2 = 8.85, P = 0.55$,尚不能认为研究间存在异质性,故采用固定效应模型。因此,综合分析 11 项研究结果,高氟区女童 II 掌骨皮质厚度平均相差 0.53 倍的标准差,即 $SMD = -0.53, 95\% CI$ 为 $(-0.66, -0.41)$。

软件结果见图 13 – 9。

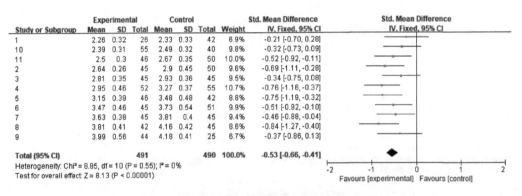

图 13 – 9　氟与儿童骨骼发育关系的 meta 分析

6. 采用 SMD 作为效应指标,经异质性检验、固定效应模型和随机效应模型的森林图见图 13 – 10。可以看到,经异质性检验 $Q = 97.30, P < 0.00001, I^2 = 92\%$,表明各研究间存在严重的异质性,不适宜直接合并,需要考虑原始文献的质量,并从研究对象、研究设计、研究的真实性和可靠性等方面查找异质性来源。

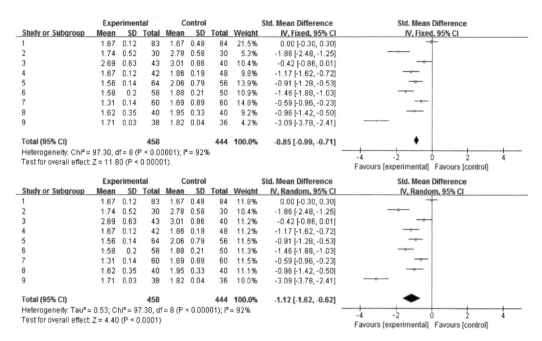

图 13 - 10　　固定效应模型结果(上图)和随机效应模型结果(下图)

网上更多⋯⋯

🅴 例题的数据与程序

第十四章 统计方法选择与结果解释

【思考与练习】

一、最佳选择题

1. 调查某地 6—16 岁学生近视情况,描述学生的近视患病率随年龄变化的趋势可用
   - A. 普通线图
   - B. 直方图
   - C. 条图
   - D. 圆图
   - E. 散点图

2. 比较某地两个年份 5 种传染病的发病率可用
   - A. 线图
   - B. 构成比条图
   - C. 直方图
   - D. 复式条图
   - E. 圆图

3. 描述某地 8 岁男孩身高与体重的关系,宜绘制
   - A. 直方图
   - B. 构成比条图
   - C. 散点图
   - D. 复式条图
   - E. 圆图

4. 比较两地 20 年来心脏病和恶性肿瘤死亡率的上升速度,宜选用
   - A. 普通线图
   - B. 半对数线图
   - C. 条图
   - D. 圆图
   - E. 直方图

5. 绘制统计图时,正确的做法是
   - A. 统计图的标题必须放在图的上方
   - B. 线图中的线条越多越好
   - C. 直条图的纵轴必须从零开始
   - D. 一个直条图可用于描述多个统计指标
   - E. 普通线图纵轴是对数尺度

6. 制作统计表时,如果遇到需要文字说明的地方,应该
   - A. 在待说明处右侧分出一列,用于批注
   - B. 在待说明处下方空出一行,用于批注
   - C. 在表头中用文字说明
   - D. 在正文中用文字说明
   - E. 在待说明处用符号标明,在表下方加备注

7. "材料和方法"部分统计学描述不包括
   - A. 清晰地描述研究设计的内容
   - B. 提供科研目的和主要假设
   - C. 介绍统计分析方法与统计软件
   - D. 观察对象的类型纳入和剔除的标准

E. 具体的统计分析步骤

8. 关于假设检验结果的表达,下列说法错误的是
A. 不能仅仅给出 P 值,还应给出检验统计量的值
B. α 值只能取 0.05 或 0.01
C. 提倡用精确的 P 值
D. 统计表中已列出的 P 值,不必在正文中重复
E. 统计意义上的显著不等同于临床疗效显著

9. 关于统计表的制表,下列说法不正确的是
A. 统计表通常由标题、标目、线条、数字 4 部分组成
B. 统计表要层次清楚,即标目的安排及分组符合逻辑,便于分析比较
C. 统计表应简单明了,一切文字、数字和线条都尽量从简
D. 统计表为求精简尽量包括多个中心内容
E. 横标目位于表头的左侧,纵标目位于表头的右侧

二、思考题

1. 常用的统计图有哪些?各适用于什么类型资料?
2. 科研论文中“资料与方法”部分的统计表达常见错误有哪些?
3. 简述选择统计分析方法需要考虑哪些因素。
4. 简述不同的资料类型及相应的统计分析方法。

三、案例辨析题

某医院用某药治疗小儿病毒性肺炎 100 例,治疗效果见表 14 - 1,请指出其存在的问题并作改进。

表 14 - 1 某药治疗小儿病毒性肺炎疗效

效果\总例数	有效						无效	
	小计		治愈		好转			
	例	%	例	%	例	%	例	%
100	96	96.0	80	80.0	16	16.0	4	4.0

四、综合分析题

查阅 2 ~ 3 篇自己感兴趣的医学科研论文,找出其中的统计学分析结果内容,对其进行分析和点评。

【习题解析】

一、最佳选择题

1. A   2. D   3. C   4. B   5. C   6. E   7. E   8. B   9. D

二、思考题

1. 常用统计图有:条图、圆图和百分比条图、线图、直方图、散点图等。条图适用于比较相互

独立的统计指标的数值大小。圆图和百分比条图适合描述分类变量的各类别所占的构成比。线图适用于描述某统计量随另一连续性数值变量变化而变化的趋势。直方图适用于描述数值变量的频数分布。散点图以直角坐标上点的密集程度和趋势来表示两个变量间的数量关系。

2. 科研论文中"资料与方法"部分的统计表达常见的错误有：①对研究对象的来源和选择方法没有任何说明，或说明非常简单。例如，动物实验只说明经随机化分组，未说明具体的随机化分组方法（如完全随机、配对或分层随机等）。②观察对比的研究只说明组间均衡，未给出反映均衡性的统计指标。③临床试验的疗效评价只说明采用了"盲法"，未说明是受试者还是实施者遮蔽等。④统计分析方法没有任何说明，特别是一些特殊的统计方法。⑤样本含量非常小，但没有说明任何理由等。

3. 在选择统计分析方法时，需要根据研究目的、设计类型、资料类型、数据特征、对比组数、样本含量等加以综合判断，有时需对统计方法加以综合运用。

4. 资料类型是统计方法选择的一个重要因素。变量类型可分为有定量变量、无序定性变量和有序定性变量（或等级变量）。对于定量变量，自然是选择它所对应的那些统计方法，如 t 检验、方差分析或秩和检验等；而对于定性变量则选择二项分布或泊松分布的 Z 检验、χ^2 检验等，等级资料一般采用秩和检验进行分析。具体选用哪种统计分析方法还需结合研究目的、设计类型等其他因素综合判断。

三、案例辨析题

该表存在的主要问题有：标目太多，线条太多（不应有竖线和斜线），主谓不分明，条理不清楚。建议修改为表 14 - 2：

表 14 - 2　某药治疗小儿病毒性肺炎疗效

疗效	例数	疗效构成比（%）
无效	4	4.0
好转	16	16.0
痊愈	80	80.0
合计	100	100.0

四、综合分析题

答案略。

网上更多……

🅔 例题的数据与程序

第十五章　统计分析结果的正确表达

【思考与练习】

一、最佳选择题

1. 关于统计表的制表,下列说法不正确的是

    A. 统计表通常由标题、标目、线条、数字4部分组成

    B. 统计表要层次清楚,即标目的安排及分组符合逻辑,便于分析比较

    C. 统计表应简单明了,一切文字、数字和线条尽量从简

    D. 统计表为求精简尽量包括多个中心内容

    E. 横标目位于表头的左侧,纵标目位于表头的右侧

2. 调查某市麻疹患者的基本情况,描述患者的年龄分布可用

    A. 普通线图   B. 直方图   C. 条图

    D. 圆图   E. 散点图

3. 欲对某医院两个年份住院患者的主要疾病谱构成比较,可选用下列哪种统计图

    A. 线图   B. 构成比条图   C. 直方图

    D. 复式条图   E. 圆图

4. 下列哪种统计图可用于分析某地成年男性腰围与体重的关系

    A. 直方图   B. 构成比条图   C. 散点图

    D. 复式条图   E. 圆图

5. 某地两种疾病的死亡率相差悬殊,欲比较近10年两种疾病死亡率的变化速度,宜选用

    A. 普通线图   B. 半对数线图   C. 条图

    D. 圆图   E. 直方图

6. 绘制统计图时,正确的做法是

    A. 统计图的标题必须放在图的上方   B. 线图中的线条越多越好

    C. 直条图的纵轴必须从零开始   D. 一个直条图可用于描述多个统计指标

    E. 普通线图纵轴是对数尺度

7. 制作统计表时,如果遇到需要文字说明的地方,应该

    A. 在待说明处右侧分出一列,用于批注   B. 在待说明处下方空出一行,用于批注

    C. 在表头用文字说明   D. 在正文中用文字说明

    E. 在待说明处用符号标明,在表下方加备注

8. 在医学科研论文中的"材料和方法"部分,统计学方法介绍内容一般不包括

    A. 清晰地描述研究设计的内容   B. 提供科研目的和主要假设

    C. 介绍统计分析方法与统计软件   D. 观察对象的类型纳入和排除的标准

    E. 具体的统计分析步骤

9. 关于假设检验结果的表达,下列说法不正确的是

    A. 不能仅仅给出 P 值,还应给出检验统计量的值

    B. α 值只能取 0.05 或 0.01

    C. 提倡用精确的 P 值

    D. 统计表中已列出的 P 值,可不必在正文中重复

    E. 统计意义上的显著不等同于临床疗效显著

10. 关于直方图的描述,下列哪项是正确的

    A. 直方的高度代表对应组段的频数   B. 直方的面积代表对应组段的频数

    C. 直方的宽度代表对应组段的频数   D. 直方图下面积恒等于 1

    E. 绘制直方图时,各组段必须相等

二、思考题

1. 常用的统计图有哪些? 各适用于什么类型资料?

2. 很多文章在报告假设检验结果时,仅给出 P 值是否小于 0.05,是否合理? 还应该报告哪些值? 这些值有什么意义?

3. 均数和标准差在描述定量资料时可以提供哪些信息? 是否所有的定量资料都要报告均数和标准差?

4. 简述散点图和线图的区别。

5. 结合 logistic 回归,试述在应用二分类非条件 logistic 时,研究报告中关于该方法的介绍和分析过程应介绍的主要内容有哪些。

三、案例辨析题

1. 某课题组在进行冠心病危险因素研究时,调查了居民的心理得分值与冠心病的其他相关因素,结果列成表 15 - 1。请指出该表存在的问题,并重新整理。

表 15 -1　不同心理得分值的冠心病危险因素水平比较(错误表例)

危险因素	心理得分值							
	1(252 人)		2(253 人)		3(252 人)		4(253 人)	
	$\overline{X} \pm S$	%	$\overline{X} \pm S$	%	$\overline{X} \pm S$	%	$\overline{X} \pm S$	%
年龄(岁)	35.2 ±6.5		36.5 ±6.8		37.0 ±6.3		37.8 ±6.5	
收缩压(mmHg)	119.7 ±13.4		121.2 ±13.2		121.1 ±13.2		120.4 ±12.8	
体力活动	1.9 ±0.2		2.1 ±0.1		2.1 ±0.2		2.3 ±0.3	
体重指数	23.1 ±3.2		24.0 ±3.5		24.8 ±3.1		25.8 ±3.1	
空腹血糖(mmol/L)	6.11 ±1.49		6.22 ±1.62		6.35 ±1.24		6.85 ±1.65	
吸烟率(%)		70.8		69.4		70.7		71.1
吸烟量(支/天)	8 ±1		10 ±2		15 ±2		15 ±2	
饮酒率(%)		52.3		55.5		53.1		52.8
饮酒量(g/d)	60.1 ±7.5		78.2 ±8.5		79.3 ±6.8		106.8 ±10.2	

续表

危险因素	心理得分值							
	1(252 人)		2(253 人)		3(252 人)		4(253 人)	
	$\overline{X} \pm S$	%	$\overline{X} \pm S$	%	$\overline{X} \pm S$	%	$\overline{X} \pm S$	%
慢性疾患数构成(%)								
0		81.6		79.3		77.5		73.9
1		15.1		16.2		16.5		15.0
≥2		3.3		4.5		6.0		11.1

四、综合分析题

根据自己的兴趣,查阅有关随机对照临床试验论文和观察性研究的论文各 1～2 篇,认真研读后:

(1) 找出论文中涉及统计学方面的内容,对其进行分析和点评。

(2) 网上查阅 CONSORT 声明和 STROBE 声明,对照规范,说明论文是否存在漏报。

【习题解析】

一、最佳选择题

1. D　　2. B　　3. B　　4. C　　5. B　　6. C　　7. E　　8. E　　9. B　　10. B

二、思考题

1. 常用统计图有条图、圆图、线图、直方图、散点图等。条图适用于比较相互独立的统计指标的数值大小;圆图和百分比条图适合描述分类变量的各类别所占的构成比;线图适用于描述某统计量随另一连续性数值变量变化而变化的趋势;直方图适用于描述数值变量的频数分布;散点图以直角坐标上点的密集程度和趋势来表示两个变量间的数量关系。

2. 假设检验结果不能仅给出 P 值,还要求给出检验统计量的值,如 Z 值、t 值、χ^2 值等。此外,样本统计量如均数、率、相关系数等,无论假设检验结果是否有统计学意义,均应列出,并给出其参数的区间估计值,便于读者了解检验采用的方法和差异的大小。

3. 均数和标准差可以描述服从正态分布或近似正态分布资料的集中趋势和离散趋势。我们可根据标准正态分布曲线下面积的规律,掌握资料在不同区段的分布情况。但对于不服从正态分布或近似正态分布的资料,一般应用中位数和分位数间距进行描述;也可通过适当的变量转换,以达到正态分布或近似正态分布的要求,再通过均数和标准差描述转换后的变量。

4. 线图用线段的升降来表示数值的变化,适合于描述某统计量随另一连续性变量变化而变化的趋势,常用于描述统计量随时间变化而变化的趋势。通常横轴是时间或其他连续性变量,纵轴是统计指标。各测定值标记点间以直线连接,不可修匀成光滑曲线。散点图以直角坐标上点的密集程度和趋势来表示两个变量间的数量关系。绘制散点图时,通常横轴代表自变量,纵轴代表因变量。散点图与线图不同的是,对于横轴上的每个值,纵轴上可以有多个点与其相对应,且点与点之间不能用直线连接。

5. 首先要说明采用的方法(二分类非条件 logistic 回归),并交代清楚因变量(结果变量)是什么,欲研究的自变量(影响因素)有哪些,采用的统计分析软件,变量的赋值方法(包括哑变量的设置),自变量的筛选策略,自变量的纳入和排除标准等,都应予以介绍,以便读者对研究结果的正确解读。

三、案例辨析题

该表存在许多问题,首先将太多内容放在一个表里,特别是将两种不同类型资料的统计量放在一个表里。由于互不相容,分别占了不同的列,造成表中有许多空格,不符合制表原则和要求。其次,该表将主语放在表的右侧作为纵标目,宾语放在表的左侧作为横标目,也不符合制表原则,同时也导致同一列数据格式和有效数字不一致,影响美观。最后由于表的内容较多,层次复杂,表格中数据罗列无条理,较难读懂。修改后可拆分为两个表(表15 -2,表15 -3)。

表15 -2　某年某地居民不同心理得分值的冠心病危险因素水平比较(一)($\bar{X} \pm S$)

心理得分值	例数	年龄(岁)	收缩压(mmHg)	舒张压(mmHg)	体力活动	体重指数	空腹血糖(mmol/L)	吸烟量(支/天)	饮酒量(g/d)
1	252	35.2 ±6.5	119.7 ±13.4	78.8 ±10.2	1.9 ±0.2	23.1 ±3.2	6.11 ±1.49	8 ±1	60.1 ±7.5
2	253	36.5 ±6.8	121.2 ±13.2	77.9 ±10.5	2.1 ±0.1	24.0 ±3.5	6.22 ±1.62	10 ±2	78.2 ±8.5
3	252	37.0 ±6.3	121.1 ±13.2	78.2 ±11.0	2.1 ±0.2	24.8 ±3.1	6.35 ±1.24	15 ±2	79.3 ±6.8
4	253	37.8 ±6.5	120.4 ±12.8	78.4 ±10.6	2.3 ±0.3	25.8 ±3.1	6.85 ±1.65	15 ±2	106.8 ±10.2

表15 -3　某年某地居民不同心理得分值的冠心病危险因素水平比较(二)

心理得分值	例数	吸烟率(%)	饮酒率(%)	体育锻炼率(%)	慢性疾患数构成(%)		
					0	1	≥2
1	252	70.8	52.3	31.2	81.6	15.1	3.3
2	253	69.4	55.5	30.8	79.3	16.2	4.5
3	252	70.7	53.1	30.1	77.5	16.5	6.0
4	253	71.7	52.8	29.8	73.9	15.0	11.1

四、综合分析题

答案略。

网上更多……

🅔 例题的数据与程序

郑重声明

高等教育出版社依法对本书享有专有出版权。任何未经许可的复制、销售行为均违反《中华人民共和国著作权法》,其行为人将承担相应的民事责任和行政责任;构成犯罪的,将被依法追究刑事责任。为了维护市场秩序,保护读者的合法权益,避免读者误用盗版书造成不良后果,我社将配合行政执法部门和司法机关对违法犯罪的单位和个人进行严厉打击。社会各界人士如发现上述侵权行为,希望及时举报,我社将奖励举报有功人员。

反盗版举报电话　　(010)58581999　58582371

反盗版举报邮箱　dd@hep.com.cn

通信地址　北京市西城区德外大街4号　高等教育出版社法律事务部

邮政编码　100120

读者意见反馈

为收集对教材的意见建议,进一步完善教材编写并做好服务工作,读者可将对本教材的意见建议通过如下渠道反馈至我社。

咨询电话　400-810-0598

反馈邮箱　gjdzfwb@pub.hep.cn

通信地址　北京市朝阳区惠新东街4号富盛大厦1座

　　　　　高等教育出版社总编辑办公室

邮政编码　100029

防伪查询说明

用户购书后刮开封底防伪涂层,使用手机微信等软件扫描二维码,会跳转至防伪查询网页,获得所购图书详细信息。

防伪客服电话　　(010)58582300